세계최고의 고품질백탄

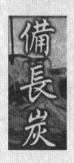
備長炭

검은 다이아몬드 (숯)
비장탄의 활용세계

한국목탄연구소
소 장 강 재 윤

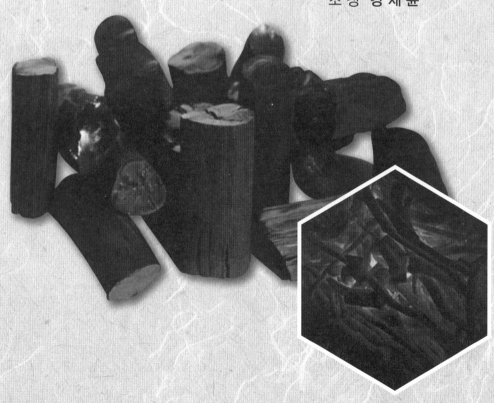

지성문화사

머리말

우리는 일반적으로 숯이라 하면 참숯 그리고 대나무숯 정도는 잘 알고 있다.

그러나 세계각국에서 생산되는 숯에는 우리가 접하지 못한 많은 종류의 숯이 용도의 필요성에 따라서 또는 각국의 나무 수종이 많음의 정도에 의해서 여러종류의 숯이 생산 되고 있다.

본서에서 소개하고자 하는 숯은 이제까지 우리가 접해보지 못한 돌같이 단단하고 부딪히면 맑은 금속음을 내는 비장탄(備長炭)이란 숯이다.

이 숯의 특성과 활용의 다양함을 볼때 과히 숯의 군계일학(群鷄一鶴)을 넘어 지존(至尊)이라 할만한 숯이다.

본문에서 자세히 내용을 기술하겠지만 이런 세계적인 고품질의 백탄을 우리가 생산하지 못함은 기술이 없어서 굽지 못하는 것이 아니고 원목이 없는 나라이기 때문에 생산하지 못하는 것이다.

이 숯의 원목이 되는 우수 수종인 모목견(姥目樫:졸가시나무)이 숯의 원목으로 할 수 있는 량의 나무가 없기 때문이다 주로 이 나무는 일본의 태평양연안 따뜻한 해안, 그리고 중국, 미얀마 등 동남아의 일부지역에서 원목이 산재해 있다 비장탄은 1,200℃ 이상의 고온백탄으로 특수한 기술력으로 생산되는 숯의 예술품이라고도 한다.

원목의 공급량도 적고 성목기간이 길기 때문에 대량 생산이 되지 않는 숯이기도 하다.

그래서 가격도 고가로 판매 유통되어 지고 있다.

　이 비장탄은 아주 고온백탄으로서 탄소함량과 원적외선방사율
이 높고 특히 고경도의 숯이 면서도 단면의 검은 광택은 보석에 못
지 않은 특성이 있기 때문에 일명 검은 다이야몬드 라고도 한다.

　그 특성과 기능성의 우수성 때문에 일반숯이 할 수 없는 부분에
활용도가 높은 숯임을 소개하면서 독자께서 비장탄 숯의 이해를 넓
히는데 도움이 되었으면 한다.

　특히 본서 출간에 도움을 주신 우리나라 숯제품 생산과 보급에
선두적 역할을 하고 있는 주식회사 라이브 차콜 강성진 사장에게
감사드립니다.

2014년 12월　일

강 재 윤

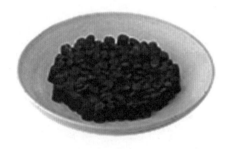

목 차

2) 침실의 수면 중의 몸냄새와 유해한 실내의 냄새를 제거한다

3) 숯은 취침 시에 방출하는 수분을 흡착 제거하는 효과가 있다

4) 수면시에 혈액순환을 원활하게 하는 효과가 있다

5) 숯에서 발생하는 음이온이 뇌신경을 안정시켜 숙면할 수 있다

6) 여름에는 가슬가슬, 겨울에는 약간 따스함을 느끼게 한다

7) 숯의 환원작용으로 자면서 신체의 노화(산화)를 지연시켜 준다

8) 유해전자파와 수맥파의 피해를 예방한다

9) 숯침구는 항균효과가 있어 진드기, 곰팡이가 생기지 않는다

10) 특히 잠들기 힘든분, 자면서 땀을 흘리는 분, 몸이 냉한 분, 스트레스 많이 받는 분, 몸냄새에 신경이 쓰이는 분에게 효과적인 침구

11) 냉증, 요통, 어깨통, 천식, 눈의 피로, 비염 등이 개선되었다는 체험자의 의견이 있음

01

세계최고의 고품질백탄
비장탄(備長炭)

(일명:검은 다이야몬드)

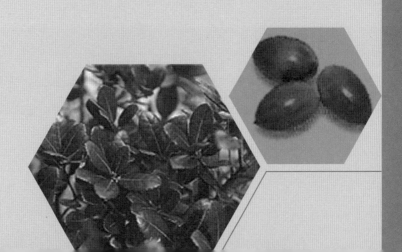

1. 세계최고의 고품질백탄 비장탄(備長炭)
(일명:검은 다이야몬드)

1) 비장탄의 유래

비장탄이란 이름은 에도(江戶)시대에 기슈우 다나베항죠까(紀州田辺藩城下 : 현재의 와까야마현(和歌山縣) 다나베시(田辺市)에서 1730년부터 1854년까지 124년간에 걸쳐서 기슈우(紀州)에서 생산된 백탄의 판매확대와 숯의 품질향상에 공헌 했던 숯도매상 비쥬우야죠오자에몽(備中屋長左衛門)의 이름에서 유래한 것이라 한다 이를약자로 비장탄(備長炭)이라 하여 브랜드화한 것이다.

장식품, 화장품 등의 상품에는 디자이너를 브랜드화한 것은 자주 볼 수 있으나 숯을 브랜드화한 것은 과히 선구적이라 할 수 있겠다.

2) 비장탄 숯의 원목은 어떤 나무인가 ?

비장탄의 가장 좋은 원목은 참나무과의 졸가시나무(姥目樫: 모목견), 종가시나무(粗樫), 가시나무(白樫), 붉가시나무(赤樫) 등 상록활엽수이다.

이런 원목은 적합한 성목(成木)만이 선택 벌채하여 굽기 때문에 경도가 높은 균질(均質)의 숯을 생산할 수가 있다.

졸가시나무는 일본의 지역에 따라 천연기념물로 지정된 곳도 있으며 성목 한거루를 자르게 되면 또 한 그루의 묘목을 심어야 하는 곳도 있을 정도로 소중히 하는 나무이다.

해안 끝에서 자란 원목은 수분이 적은데 바람에 흔들리면서 어렵게 성장했으므로 나무의 나이테가 가늘고 촘촘히 조밀하게 채워져 있다.

그리고 해변 바위틈에 붙어 자랐기 때문에 마치 분재처럼 전부가 키가 작은 나무들이다. 깊은 산속의 서리가 낀 곳에서 자란 원목은 굵기에 비해서 나무가 어리기 때문에 수분이 가득 차있게 된다. 이런 나무들은 숯이 잘 쪼개어지므로 상품가치가 떨어지는 숯이 된다.

졸가시나무는 생명력이 강해서 잘라 놓은 그루터기에도 곁눈이 나와 자라게 된다. 벌채한 그루터기에 비와 이슬이 고여 싹이 터져 나오는 것을 방해하지 않도록 그루터기가 비스듬이 기울어지게 자른다.

그리하여 그루터기에서 터져 나오는 새싹 중에서도 튼튼하게 후속목(後續木)으로 성장할 수 있는 싹만 살리고 나머지 싹은 없애 버리는 방식으로 원목조림을 실시한다.

비장탄의 대표적 원목인 졸가시나무(姥目樫)를 도심에서 쉽게 볼 수 있는 곳은 동경시내의 신주꾸(新宿), 이께부꾸로(池袋)주변의 가로수로 심겨져 있는 것을 볼 수 있습니다. 나무마다 우바메가시(うばめがし)라는 나무의 표찰이 붙어 있다.

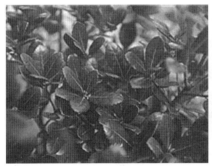
[졸가시나무잎]

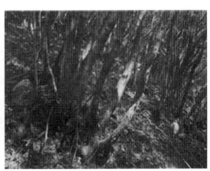
[졸가시나무]

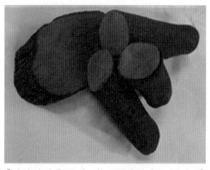

[비장탄의 원목이 되는 졸가시나무 절단면]

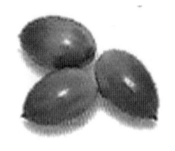

[졸가시나무의 열매]

※ [졸가시나무(참나무과)]
- 학　　명 : Querus Phillyraoides A Gray
- 원산지 및 분포지 : 일본, 온난지대, 상엽활엽고목
 (日本) 姥目樫(ウバメガシ) (中國) 烏鋼木

3) 비장탄의 특성

　다른 숯들과 비교가 안 될 정도의 경도(硬度)가 강한 백탄숯이며 1,200℃ 이상의 고온에 탄화되어 탄소함량이 높으며 연료로 사용할 경우 석유, 가스, 전기적 에너지와 같이 단조로운 열원(熱源)에서 얻을 수 없는 독특한 화력이 있고 단면은 금속질의 광택이 나며 서로 부딪치면 맑은 금속음을 낸다.

　비장탄은 유황성분이 적고 연소시에도 불쾌한 냄새가 나지 않으며 숯에 함유된 수분은 1% 이하로 연소 할 때 대기 중의 산소와 반응해서 수분을 발생하는 량이 극히 적기 때문에 구이가 아삭아삭하면서 맛있게 구워지는 것이 특징이다.

　연소시 타는 불빛도 부드럽고 온도도 너무 높지 않은 적당한 온도가 유지되어 단백질 분해를 막고 글루타민산을 증가시켜 맛있는 숯불구이가 되기 때문에 일본의 야끼니꾸(燒肉 : 고기구이, 불고기), 우나기카바야끼(鰻蒲燒 : 장어구이), 꼬치구이 등에 사용되는 고급연료로서 정착되어 있다.

일본인들의 상혼은 이렇게 칭찬받는 연료숯을 앞세워 [기슈우비장탄(紀州備長炭)사용점]이라 간판을 점두에 붙여 놓고 호객에 활용하고 있는 것을 자주 볼 수 있다. 이와 같은 비장탄에 대한 고도의 제탄기술은 1974년 4월에 와카야마현(和歌山縣) 무형민속 문화재로 지정 되어있다.

일본비장탄의 우수성과 자원의 한계에 따라 세계최고의 고가품 숯이 되었다. 기슈우비장탄은 본고장답게 기슈우비장탄진흥관을 설치하고 비장탄의 역사, 전통, 문화, 제조공정, 비장탄의 제품활용 등을 한눈에 볼 수 있게 자료전시가 되어 있다. 또한 인접한 비장탄의 최초로 발견된 곳에는 비장탄기념공원을 조성하고 그 부지 내에 비장탄발견관을 세워서 비장탄의 발달사나 생산과정의 진행도 그리고 각종 비장탄 관련자료가 전시되어 있으며 공원 경내에는 비장탄을 직접 굽는 가마가 5기가 있어 실질적 굽는 광경을 볼 수가 있게 되어 있다.

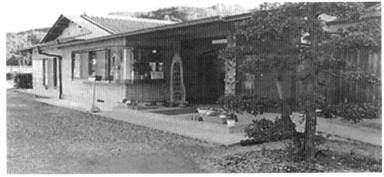

[紀州備長炭振興館]

비장탄은 연료로서의 특성 외에 그 강도와 탄소함량, 다공성, 흡착성 등의 특징을 살린 많은 제품이 개발되어지고 있다.

침구류(침대, 베개, 매트, 방석), 건축재(벽지, 페인트), 전자파 차단재, 취사용, 정수용, 실내공기정화용, 선도유지시트, 다다미, 보석가공, 악세서리가공 등 그 활용의 세계는 점차 늘어나고 있다.

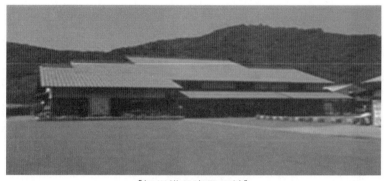
[紀州備長炭發見館]

4) 비장탄의 원목은 어떤 지역에서 생산되는가 ?

일본의 비장탄의 가장 대표적인 원목은 참나무과의 졸가시나무(姥目樫 : 우바메가시)로 일본 본토의 태평양연안 와카야마현(和歌山縣)남부 가와무라(川村)중심의 기슈한도우(紀州半島), 큐슈(九州)의 미야자끼(宮崎), 시꼬꾸(四國)의 코오찌(高知) 등의 온난한 해안선 경사진 바위틈에서 바다 바람을 견디면서 많이 구부러진 모습으로 자생한 나무로 생명력이 강한 상록활엽수이다.

이렇게 자란 졸가시나무는 10m이상 자라면 재질이 단단해져서 좋은 원목이 된다.

5) 비장탄 생산공정 :

① 원목 베어내기 :

비장탄에 최적이라고 하는 원목인 모목견(姥目樫), 종가시나무(粗樫), 붉가시나무(赤樫) 등의 상록활엽수를 전동쇠톱이나 톱, 손도기를 사용하여 벌채를 한다. 벌채한 원목은 공중케이블이나 트럭 등으로 가마가 있는 곳까지 운반해 온다.

옛날에는 벌채한 나무를 와이야로 묶어서 굴러 떨어지게 하던지 쇠로 된 둥근고리에 끼워넣어 뗏목처럼 산의 급경사면에서 미끌어지게 떨어트렸던 것이다. 또한 그러던 것이 어려웠던 곳에서는 어깨에 매는 발판을 사용하거나

네발달린 발판목마를 사용하여 운반하는 등 대단히 어려운 작업이었다.

비장탄의 원목의 대표적인 것인 모목견은 기슈반도(紀州半島)의 산의 급경사면에 자생하는 구부러진 나무로 몹시 단단한 양질의 숯으로 굽혀지게 되는 것이다.

② 가마에 채우기 :

산에서 잘라낸 원목은 생목 그대로를 바로 가마의 크기에 맞추어서 2m30cm에서 2m50cm의 길이로 잘라서 채우고 앞가마의 굽기가 끝날 쯤에 가마속이 열이 있는 동안에 다발로 만들어서 가마 깊숙하게 채워 나간다.

구울 때 고르게 굽혀지게 나무와 나무 사이의 간격을 일정하게 채워 넣어야 한다.

약5톤의 원목을 가마에 채워서 끝내려면 두사람이 일하여 수시

간은 걸린다.

③ 가마의 입구 작은 구멍에 불때기 :

가마의 입구에 불을 때서 가마 속에 열을 가하여 원목의 수분을 뽑아 내는 공정이다. 가마입구에 잡목의 장작을 때기를 계속하면서 가마입구에 사다리모양으로 짜서 빈틈에는 진흙을 발라 밀어 넣어서 윗부분 반쯤을 막는다.

아래 반쯤은 열려 있게 두고 장작에 불을 붙여서 불때기를 계속한다.

④ 가마에 불때기 :

드디어 착화한다.

연기의 색과 냄새로 가마내의 생목의 수분이 뽑아지게 되고 원목에 불이 붙은 것을 판단한다.

전반적인 원목의 불이 돌았을 때 작은 통기구(通氣口)를 남겨 두었다가 가마의 입구를 막는다.

너무 빨리 하게되면 불이 꺼져버린다.

너무 늦게되면 숯이 흐슬부슬하게 되어 버린다.

원목은 3일간에 걸쳐서 숯으로 변하게 된다.

⑤ 가마입구를 서서히 열기

가마속의 불이 꺼지기 직전에 가마입구를 열어야 한다.

조금 조금씩 불꽃의 색조를 확인해 가면서 시간을 걸려 서서히 열어 나간다. 공기를 송풍하여 주고 탄화된 목탄을 빨간 불덩어리가 되도록 열을 올린다.

이 작업의 익숙함과 서투름에 따라 숯의 품질이 결정되는 것이다.

가마의 입구가 전부 열게 되면 숯은 황금색으로 빛나기 시작한다.
세력이 증가된 불꽃이 가마 밖까지 뿜겨져 나오게 된다.
공기를 흡입시키는 소리인 배기되는 소리가 웅웅거리는 소리를
울리면서 시기가 무르 익기를 기대한다.
가마속의 숯은 나무의 껍질부분을 떨어져 나가게 되면서 더욱더
연소되어 온도가 1,000℃를 초월하면서 상승하여 간다.

⑥ 정련(精練) :
선풍기가 돌아가면서 작업이 개시된다.
구원진 숯은 고무래(긴 손잡이에 판이 붙은 기구)로 조용, 조용
히 가마입구에 모으게 된다.
숯을 모무래로 꺼집어 내고 어떤 때는 고무래에 올려놓고 하나
하나씩 정성스럽게 끌어 당겨서 모은다.
모아진 숯은 가마입구에 5분정도 둔 후에 불을 끄기 위한 흙을
섞은 재를 내던져서 덮는다.
바람을 일으켜서 불의 세력이 강하게 하는 것은 나무껍질이 떨어

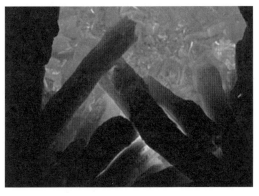

지게 하여 숯을 단단하게
죄어지게 하는 것을 정련
이라고 부르는 공정이다.
재를 한 옴큼, 두 옴큼
씩의 숯의 모양을 보면서
투입시키고 숯을 윤이 나
게 닦거나 깨끗하게 된다.

⑦ **가마에서 숯 꺼내기 :**

정련된 숯은 바로 가마 밖으로 꺼내게 된다.

숯은 이미 비장탄이 되어서 금속음을 발하면서 나오게 되는 것이다.

⑧ **불끄기 :**

숯을 적재해 놓는 탄상(炭床)에 내 놓은 숯은 즉각적으로 두갈래로 갈라진 고무래로 한삽씩을 숯을 적재해 놓는 탄상에 운반하여 겹치게 쌓아서 재를 덮어서 소화냉각시킨다.

공정에서 한번 구워낸 가마에서는 1,200℃ 이상에서 구운 비장탄을 가마 밖으로 꺼낸다.

긁어 낸 숯에 물로 습하게 만든 재, 소회(素灰)를 덮어서 서둘러서 불을 끈다.

강철의 담금질도 같은 방법이며 터무니도 없다할 정도로 단단한 숯이 된다.

긁어 낸 것은 재를 덮어서 소화시킨다.

자기 앞에 있는 숯부터 깊이 들어 있는 숯으로 작업을 계속하여 가마 밖으로 알맞은 시점에 앞으로 꺼집어 낸다.

때를 놓치고 방치하게 되면 재가 되어 버린다.

가마입구(窯口)에 모래를 투입시켜서 바람을 불어 넣어서 나무껍질이 타서 떨어지도록 하여 긁어낸다.

10시간 이상에 이르는 불꽃과의 전쟁인 것이다.

숯을 꺼집어 내기가 끝나고 2시간후에는 빠르게 다음차례의 숯굽기에 착수하지 않으면 않되는 것이다.

⑨ **비장탄의 탄생** :

재를 덮어서 소화시킨 비장탄을 꺼집어 낸다.

굽혀진 비장탄은 굽혀진 크기의 치수 그대로 골판지상자에 정돈하여 소비자에게 인도한다.

골판지상자의 정면에는 상품명을. 상면에는 사용상의 주의사항이 표시되어 있게 된다.

이것은 비장탄에 한정된 것이 아니고 숯을 사용할 때의 미리 주의해야 할 사항이다.

주의사항을 표시하는 요점을 소개해 보면,

◆ 숯이 연소하게 되면 일산화탄소 등의 가스가 발생하게 되는데 실내에서 사용하게 되는 경우에는 한시간에 2~3회 환기를 해야 한다.

◆ 숯에서 불똥이 튀던지 튀어 날라가는 일이 생기는데 얼굴이나 의류는 너무 가까이 하지 않아야 한다.

더 보태서 사용하는 숯은 따뜻하게 하여 사용한다.

◆ 사용후에는 완전하게 소화시켜서 습기가 없는 장소에 보관한다.

◆ 연료이외의 용도로 사용할 때에는 판매점에서 사용방법을 묻는다.

이런 주의할 점은 숯의 좋고 나쁨을 판단하는 포인트이기도 하기 때문에 미리 주의하고 싶은 요점이다.

[공예품용 최고급비장탄]   [구이용 비장탄]

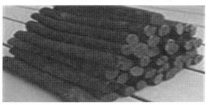 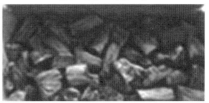

6) 일본의 3대 비장탄

일본의 대표적 비장탄을 굽는 생산지는 3곳이다.

1. 기슈비장탄(紀州備長炭)

① 일본의 비장탄의 발생지는 와까야마현(和歌山県) 다나베시 (田辺市) 아끼즈가와(秋津川)이다. 그리고 이 주변에서 생산된 모목견원목의 비장탄을 기주비장탄이라고 한다.

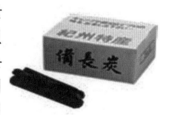

이곳에는 기슈비장탄기념공원을 만들고 그 경내에 비장탄발견관을 짓고 비장탄의 역사, 문화, 숯을 굽는 사람들의 생활, 숯과 과학, 세계의 숯과 일본의 숯, 비장탄에 대한 영상방영 등과 비장탄 관련제품의 다양한 종류도 전시하고 있다.

그리고 공원관내에는 비장탄의 원목인 모목견(우바메가시)의 육림지와 직접 비장탄을 굽는 5개의 숯가마가 설치되어 있으며 생산도 계속하고 있고 체험관으로도 운영되고 있다.

목탄으로 차를 운행했던 시대의 유물로 이제는 낯 설기만한 목탄차도 보존하고 있다.

② 기슈비장탄은 와까야마현의 목탄협동조합의 지역단체의 상표로 되어 있으며 그 기슈비장탄의 정의(定義)는 :

　(1) 백탄중에서 모목견(우바메가시, 졸가시나무)을 탄화한 것 (가시류포함)

　(2) 고정탄소가 90%이상

　(3) 정련도가 0~2도(탄화온도가 800~900℃ 이상)인 것

(4) 또한 현(県)의 무형문화재의 지정을 받고 있는 제탄기술에
　의해서 제조된 것
(5) 졸가시나무(姥目樫)을 주재료로 하는 가시류의 천연목으
　로서 현내에서 제탄되어진 백탄(白炭)인 것으로 되어 있다.

2. 도사비장탄(土佐備長炭)

일본 고치현(高佐県)의 무로도시(室戸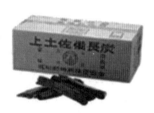
市)를 중심으로 그 주변지역에서 생산되
는 비장탄을 도사비장탄이라 한다. 이곳
에 비장탄이 생산되기 시작한 것은 약
100년전 쯤인데 비장탄의 발상지인 기
슈(紀州)에서 비장탄을 굽던 기술자들이
이주해 옴으로서 더욱 활기차게 생산하게 된 계기가 되었다.

숯을 굽는 방법을 보면 기슈비장탄은 원목을 가마에 나란히 세워
서 굽는 방식이지만 도사비장탄은 원목을 눕혀서 쌓아 굽는 방법이
였다.

숯을 굽는 가마는 흙과 돌로 만든 가마에서 시작하여 이제는 내
화벽돌로 만든 가마에서 굽는다.

3. 히우가비장탄(日向備長炭)

일본큐(九州)의 남단 미야가끼현(宮崎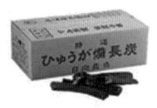
県)의 기타가와죠(北川町) 중심으로 좋은
비장탄원목이 자생하였기에 양질의 백탄
생산이 가능했다. 와카야마현(和歌山縣)
의 기슈비장탄(紀州備長炭)기술을 전수

받아 대량생산의 기회를 갖게 된 것이다. 이 지역도 역시 남태평양 지역의 온난한 해안지역에서 자란 졸가시나무(姥目樫) 등 비장탄 원목이 많이 생산되는 지역이다.

7) 일본 외에는 어떤 나라에서 비장탄이 생산되는가 ?

① 중국 비장탄

중국의 남쪽지방에서 원목이 생산되기 때문에 일본이 기술을 제공하여 대량생산해 수입해 갔으나 중국정부가 삼림보호정책으로 인하여 일체 목탄은 생산하지 못하게 하므로 중국 내는 물론 해외수출도 금지조치를 함으로서 중국의 비장탄은 생산이 중지된 상태이다.

그러나 죽탄은 대량으로 생산하고 있으며 죽탄생산을 장려하고 있다.

이는 중국이 세계제일의 죽재의 생산국이기 때문이다. 또한 대나무는 숯의 재료가 되는데 불과 4년 성장이면 충분하므로 약 30,000톤정도의 년간 죽탄을 생산을 하고 있다.

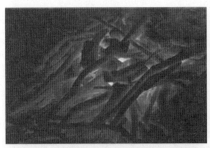
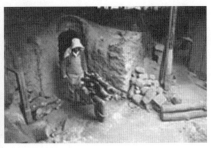
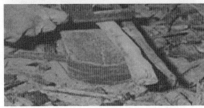

② 남양 비장탄

인도네시아 등의 남방지방에서 해안변에 많이 자생하는 해안보안림 역할을 하는 망그로브(Mangrove)를 원목으로 사용하며 비장탄같이 1,200℃이상의 고온에서 구워서 만든 백탄을 비장탄이라 이름 붙여 유통되고 있으며 약간의 염분이 함유된 숯이다.고품질의 백탄이 아니므로 주로 구이용연료로 쓰여진다.

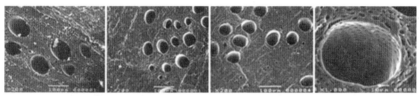
[備長炭의 전자현미경사진으로 본 多孔質 확대사진]

③ 미얀마(Union of Myanmar), 라오스(Laos) 비장탄

일본기술의 공여로 생산되어 주로 일본이나 한국 등에 구이연료로 쓰여지는 백탄인데 정품 비장탄이라 말할 수 없다.

원목의 질이나 구어진 탄질, 굽는 기간 등으로 보아 경도가 낮고 균질의 온도에 구어지지 않았으며 구이용연료 외에 고급비장탄 용도에는 쓰여지기가 곤란한 숯이다.

특히 라오스비장탄은 숯의 비중이 낮고 가벼우며 절단단면은 비장탄과 같이 광택이 나고 부딪히면 금속음이 나지만 연질의 백탄으로서 국내에서는 비장백탄이라는 이름을 붙여 유통되기도 한다.

8) 한국에는 왜 비장탄이 없는가 ?

우리 나라에는 우수한 비장탄을 구울 수 있는 원목이 없기 때문에 생산되지 않으며 기술이 없어서 생산되지 않는 것은 아니다.

그래서 현재로서는 수입에 의존하고 있으며 구이용연료 그리고 최상급품으로는 침대, 매트, 정수, 악세사리 등 건강제품의 생산에 쓰여지고 있다.

9) 비장탄의 용도에 따른 규격의 절단법

비장탄은 일반 쇠톱으로는 톱날이 물러져서 계속 자를 수가 없다. 다이아몬드 톱날로 자를 수 밖에 없는데 이렇게 자를 경우에 비장탄 단면의 번적이는 광택을 볼 수가 없게 된다.이러한 비장탄 단면의 자연광택을 보려면 다음과 같이 잘라야 만이 바르게 자를 수가 있다.

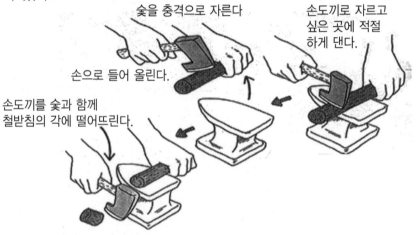

숯을 충격으로 자른다

손도끼로 자르고 싶은 곳에 적절하게 댄다.

손으로 들어 올린다.

손도끼를 숯과 함께 철받침의 각에 떨어뜨린다.

10) 비장탄의 활용상 편리성이 큰 장점이다

① 숯이 돌같이 단단하여 식품이나 음식에 사용할 경우, 흐르는 물에 씻거나 살균을 위해 삶을 경우, 취급 도중에 부스러지지 않아서 사용이 편리하다. 그리고 몇 차례 재사용이 가능한 숯이다. 잘 부스러지는 참숯백탄 등은 취급 도중에 잘 부스러지고 부스러진 조각이 음식 속에 박혀서 실질적으로 활용상 불편함

이 많기 때문에 비장탄을 찾게 되는 것이다.

② 숯을 단면으로 잘라서 침대나 매트 등을 만들 때도 실물숯을 그대로 사용할 수 있고 밟아도 깨어진다든지 부스러지지 않기 때문에 실물숯 건강침구를 만들 수도 있는 장점이 있다.

그러나 잘 부스러지는 백탄이나 죽탄 등은 깨어지고 부스러지는 단점 때문에 숯을 분말로 만들어 접착물질과 합성하여 소성하거나 압축한 숯판재가 만들어지고 있다.

③ 육안으로는 폐쇄된 다공질 같지만 구멍 집합체의 숯이다.

무수한 구멍이 폐쇄된 것 같이 보이지만 구멍체가 상하좌우로 마치 파이프의 집합체처럼 구멍이 발달되어있다.

참숯백탄과도 같은 표면적을 확보고하고 있는 것이다.

그래서 제습, 탈취, 유해물질 흡착능력이 우수한 것이다.

④ 비장탄은 세계최고의 고온백탄이다.

비장탄은 다른 백탄보다 1,200℃이상의 높은 온도에서 구워져서 불순물이 전혀 없으며 고온숯이므로 탄소함량이나 원적외선 방사율도 높아서 건강용품제조에 많이 활용되고 있으며 특히 전자파 차단재나 기(氣)제품의 가공 시 그 소재로 쓰여지고 있다.

⑤ 비장탄은 세계최고의 고경도의 숯이다.

비장탄은 그 돌같은 단단함이 특징이 되어 신변용 악세사리의 가공, 장식품 가공, 식품용숯, 수처리제품 등에 실물로서의 숯의 효능을 그대로 살리면서 장식성과 디자인성을 살려 활용할 수 있는 장점이 있다.

⑥ 비장탄은 국내의 다른 숯으로 대체가 되지 않는 숯이다.

단지 국내에서 원목이 없어서 생산되는 숯이 없기 때문에 일본 등 동남아에 수입을 의존하고 있어 값이 비싼 숯이라 할 수 있다.

값이 비싼 것은 생산량이 극히 적은 것도 한 원인이다.

숯침구의 결정판 비장탄
(비장탄 침구)

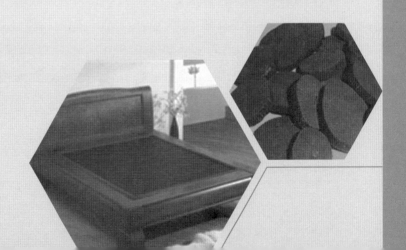

2. 숯침구의 결정판(비장탄 침구)

『잠이 보약이다』라는 말이 있지만 사람의 건강도 밤에 이루어진다. 건강하게 사는데 수면이 그 정도로 비중이 크다는 것이다.

숯은 우리의 몸을 치유하는 환원작용을 하는 데 이 작용은 자는 시간에 주로 활용되며 〈숯 침대〉, 〈숯 매트〉, 〈숯 베개〉는 아주 좋은 건강침구라 하겠다.

우리는 숯의 여러 가지 효과를 자는 시간에 이용하면 많은 생명에너지를 충전하여 피로를 풀고 상쾌한 아침을 맞이 할 수 있다.

이와 같은 효능을 발휘하려면 침구제품으로서 적어도 몇 가지 기준에 도달한 숯을 사용한 제품이라야 한다.

① **고온에 구운 백탄이라야 한다.**
② **숯의 다공체 표면적이 많아야 한다.**
   (유해한 공기와 냄새 그리고 습기의 흡착력을 높일 수 있는 많은 구멍을보유한 숯)
③ **서로 부딪히면 금속소리가 날 정도로 단단하고 강한 강도를 지니면 좋다.**
   (돌같이 단단한 숯으로 과립화되어도 무거운 체중에 분말이 잘 되지 않는 숯이면 더욱 좋다)
④ **탄소함량이 높아야 한다.**
   (탄소의 환원작용에 의한 인체노화예방, 음이온발생효과 등을 기대할 수 있다. 탄소함유량 약95% 전후의 비장탄
⑤ **물에 가라앉을 정도로 단단하고 비중이 놓은 숯이면 더욱 좋다.**

⑥ 이와같은 침구제품은 숯의 기본효능을 살릴 수 있는 통기성을 갖추어야 하며 통기성을 제한 받는 비닐백에 넣는다거나 방수재질 속에 넣어서 가공한 제품은 숯의 제기능이 제한 받은 제품이라 할 수 있다.

그러면 왜 노인과 환자는 숯 침구류가 더 필요하다고 하는 것일까?

사람은 나이가 들면 대사능력이 떨어지고 세포의 산화가 빨라져서, 세포가 되살아나는 대사작용이 약해지므로 산화와 환원작용이 균형을 잃게 되는데 이것이 노화인 것이다.

숯은 탄소 덩어리로서 우주 공간의 자유전자를 유도해 끌어 모으고 축적해서 에너지가 부족한 곳에 공급하는 역할을 하기 때문에 우리의 몸이 균형을 잃을 정도로 에너지가 부족하면 숯으로부터 보충 받을 수 있다.

그렇기 때문에 항상 좋은 숯 제품을 신변 가까이 활용하면 전자에너지를 받아 산화를 막고 노화를 늦출 수가 있는 것이다.

더욱이 환자나 노인은 젊은 사람들과 달리 자연 치유력, 면역력이 저하되어 있기 때문에 주위의 환경을 정화하여 유해한 물질과 악취, 습기, 전자파 등이 제거된 공간에서 살아야 한다.

그래야만 노화의 지연과 병의 쾌유를 기대할 수가 있다. 그 대책이 숯 제품을 몸 주변에 가까이 두는 것이다. 특히 노인이나 투병생활을 하는 사람은 신변에 밀착한 전기제품(전기카페트, 전기면도기, 전기요 등)은 사용하지 말아야 한다. 물론 요즘은 기술력이 향상되어 무자계 열선을 쓰는 좋은 전기제품도 등장하고 있다.

숯의 나무를 원재료로 하여 구운 숯은 천년을 두고 섞지 않는 천연정화재로 만들어 우리의 침구로 쓰여지니 자연 속에 나무가 주는 편안함과 정화적 혜택을 안방에서 그대로 숲이 발휘하고 있게 된다.

　숲속의 나무가 숯으로 변하므로 우리의 생활공간이 자연의 숲에서 느낄 수 있는 효과를 침대를 통해 숲속의 잠자리가 되는 것입니다.

　옛사람들은 한자를 만들 때도 사람이 나무를 기대고 있으면 마음이 편안해진다고 하여 인(人)이 목(木)에 기대게 하여 휴(休)자를 만들었다.

　숲의 나무를 숯으로 만들어 누었으니 이 또한 숲속의 잠자리침구라 할 수 있다.

1) 『비장탄 숯침대』
　피로회복에는 오랜 수면시간이 필요하다는 속설은 잘못된 것이다. 결코 수면시간과 피로회복도는 비례하지 않는다.

　건강한 사람이라면 짧은 수면으로 피로가 금방 회복되지만 노인이나 환자는 하루 종일 꾸벅꾸벅 졸기도 한다.

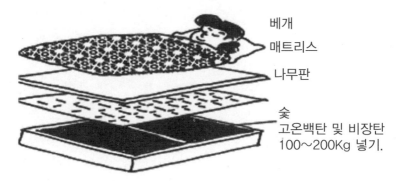

베개
매트리스
나무판

숯
고온백탄 및 비장탄
100～200Kg 넣기.

▶ 몸의 깊은 곳까지 따뜻한 원적외선 온열효과와 음이온의 발생, 밤사이에 방출하는 수분의 흡수, 탈취, 공기정화 등으로 놀랄만큼 깊은 숙면으로 다음날 머리가 산뜻, 몸도 가볍다.

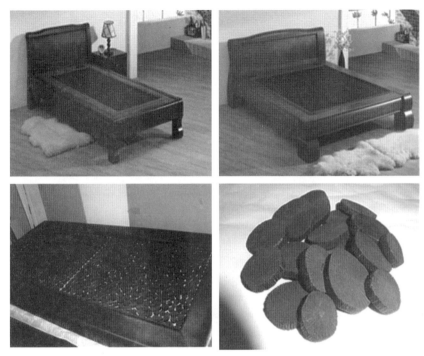

[원전탄(圓錢炭)]

오랜 수면시간을 필요로 한다는 것은 신체에너지가 저하되었다는 뜻이다. 건강한 사람도 하루 일이 끝나면 피로가 쌓여서 환자나 노인에 가까운 상태가 된다.

이것은 식사와 수면으로 회복하는데 이때 비장탄숯 침대를 사용하면 그 회복속도가 빨라진다.

침대 본체의 소재는 목재가 가장 좋다.

숯은 고온에서 구운 단단한 「백탄」이나 값은 좀 비싸지만 「비장탄」이 좋으며 실물숯을 꽉 채우는 것이 이상적이다.

외국에서는 숯 침대의 효과를 많은 사람들이 체험하고 있다. 그러면 어째서 숯 침대나 숯 제품에서 자면 숙면할 수 있는 것일까?

그것은 숯이 갖고 있는 음이온의 발생과 원적외선의 효과로 우리 몸의 모세혈관이 열리고 혈액순환이 원활해지기 때문이다.

모세혈관이 열린다는 말은 편안해진다는 뜻이며 몸의 구석구석까지 산소나 영양소가 잘 운반되며 따라서 노폐물의 배출도 원활하여 혈액순환이 잘 이루어지기 때문에 신진대사도 촉진되는 것이다. 따라서 숙면할 수가 있는 것이다.

실물 비장탄 숯침대는 침구로서는 결정판이지만 실물원탄을 그대로 어려운 절차의 가공으로 사용함으로 가격이 조금 비싼 편이다.

2) 『비장탄 숯매트』

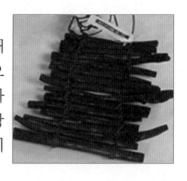

「숯 매트」는 본래 여러 경우의 장애자, 즉 중풍, 반신불수, 교통사고 등으로 인하여 자리에 누운 채 생활하는 사람이나 오랜 병원생활을 하는 사람, 장년, 노인들의 건강생활을 크게 돕는 제품이다.

자리에 누운 채 꼼짝 못하는 환자들은 대개 누워서 생활하기 때문에 혈액순환이 좋지 않다. 그렇지만 숯 매트를 사용하면 혈색이 좋아지고, 환자주의의 습기, 냄새 등을 제거할 수가 있다.

숯에는 뛰어난 습기제거 효과가 있다. 침구에 습기가 차지 않는 것은 바로 이 때문이다. 보통 사람이 하루에 취침 시 방출하는 땀이 물 1~2컵이라니 침구나 속옷, 이불 등이 습기를 흡착하여 축축해지는 것은 당연한 것이다.

습하게 자면 아침에 몸이 무거워진다.

숯 침대나 숯 매트에서 자면 완전히 숙면할 수 있는 것은 정화된 공기와 숯의 음이온발생으로 자는 동안 뇌신경을 안정시켜 주고 습하지 않는 침구속에 뽀송한 기분으로 잠 잘수 있고 숯에 환원작용이 있기 때문이며 인체의 산화물을 제거해 주기 때문이다. 전기모포나 전기카페트를 사용하는 경우에는 수면 중에 내장이 휴식을 취할 수 없어 체내의 산화를 촉진하고 신경 이상도 초래할 수 있다고 일본의 마끼우지 다이도우(牧內泰道) 의학박사는 말하고 있다.

그래도 추위를 이기기 힘들어 전기담요를 사용하고 싶을 때는 몸에 직접 닿지 않도록 위에 숯 매트를 깔고 자면 더욱 좋다.

요즘은 무자계 열선을 사용하는 매트가 출시되고 있어 전자파 걱정을 줄여 주는 제품이 많이 있다.

숯 매트를 사용한 사람들로부터 앙케이트를 받았던 바 냄새 제거효과는 100% 있었다고 하는 회답이 있었고 70퍼센트 가까이가 잠자리가 좋아졌으며 몸이 따뜻해졌다고 회답하고 있었다. 혈압이 정상화된 사람도 있었다.

더욱더 고령화 사회가 되어가고 있는 현실에서 최고품질의 비장탄 매트는 현대인의 건강생활에 큰 역할을 다할 것을 믿어 의심치 않는다.

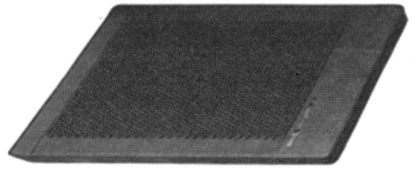

물론 건강한 일반인한테도 이 숯 매트와 숯 베개는 자면서 건강을 찾는데 필수적 용품이다.

숯베개와 숯매트는 일주일에 한번씩 그늘에서 말려주는 것이 좋다. 햇빛에 건조하면 자외선의 영향으로 숯 다공체 속에 있는 유익한 미생물이 사멸할 수도 있기 때문에 미생물에 의한 공기정화효과가 떨어지게 된다.

3) 뇌신경 안정을 돕는 『비장탄 숯베개』

「베개의 선택이 건강의 선택」이라는 말이 있다. 베개의 좋고 나쁨이 수면의 쾌적함과 깊은 관계가 있다는 뜻일 것이다. 중요한 머리 부분에 직접 닿는 것이기 때문에 그 선택은 매우 중요하다.

숯 베개는 불면에 효과가 있는 도구만이 아니고 어깨 결림, 요통, 두통, 신경통, 눈의 피로, 백내장, 고혈압, 협심증 등 심장병에도 큰 효과가 있다는 체험자도 있다

베개는 잠잘 때 베는 도구만이 아니라 직접 아픈 곳에 대어서 외용으로도 활용할 수 있다.

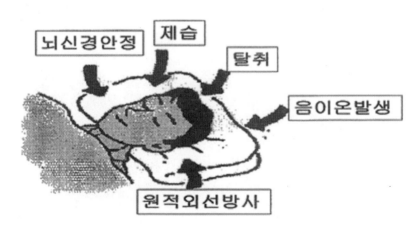

요통의 경우라면 허리에 숯베개를 사용하고 간단한 운동을 한다. 숯의 파동에너지가 진통효과를 줄 것이다. 이런 효과는 원적외선의 온열효과와 통증 부위에 음이온이 공급되어 얻는 결과로 생각된다.

숯 베개의 감촉은 시원하고, 상쾌할 뿐만 아니라 원적외선의 효과로 후두부나 목 근육, 어깨가 따뜻하여 자리에 누으면 곧 깊은 잠에 들게 들게도 한다. 숯 베개에 사용된 숯은 고온에 구운 단단한 백탄이나 비장탄으로 일정한 규격으로 분쇄를 한 알맹이로 된 입상이 좋다.

요즘 시중에 숯베개라는 이름으로 검정색소를 넣어 프라스틱 소형파이프를 잘라 넣은 베개를 보았는데 숯베개는 실물백탄이 들어있는 베개가 숯베개다. 평소 부드러운 베개를 사용하던 사람은 처음에 조금 딱딱한 느낌을 받겠지만 일주일만 지나면 습관화되어 아무렇지도 않게 된다.

베개의 높이는 너무 높거나 낮으면 목뼈를 휘게 하므로 보통 체형의 경우 여성은 4~5㎝, 남성은 5~6㎝가 표준이다(고침단명:高枕短命). 목뼈(경추)가 휘면 목 결림, 어깨 결림, 허리 결림, 두통 등이 생기기 쉽다. 베개 사용시 얼굴의 각도는 5도를 이루는 것이 좋다고 한다.

숯은 적당한 경도(硬度)가 있기 때문에 숯 베개는 후두부의 경혈에 적당한 자극을 가할 수 있다.

후두부에는 풍지(風池), 뇌호(腦戶), 옥침(玉枕)이라는 경혈이 있는데 이 경혈이 자극을 받아 불면, 두통, 고혈압, 눈이나 코에서 나타나는 여러 증상이 완화되기도 한다.

03

비장탄 실물침구의
뛰어난 효능과 특징

(의료기로 인정받는 비장탄 침대와 매트)

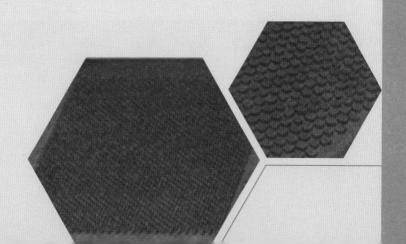

3. 비장탄 실물침구의 뛰어난 효능과 특징
(의료기로 인정받는 비장탄 침대와 매트)

1) 숯은 침실의 유해한 공기를 흡착하는 정화 효과가 있다.

취침시간동안 거의 밀폐된 공간이 침실이라 할 수 있다.

우리의 실내공간은 시멘트, 콘크리트 구조의 벽체이며 내장재도 벽지, 가구, 바닥재, 가전제품 등 거의가 화학제품이거나 신나, 니스, 페인트, 접착제들이 도장된 제품으로 가득 차 있다.

하나같이 생명이 숨쉬는 호흡하는 자연소재를 찾아 볼 수가 없다.

원래 우리 나라의 주거는 자연소재 이외는 사용하지 않았으며 오늘날 우리의 주거는 편리함과 대량생산에만 취중하게 되어서 인공자재, 화학소재의 실내가 되고 말았다.

더욱이 에너지절약을 추구하는 건물구조 때문에 실내는 고기밀성 밀폐형의 주거가 되어서 문을 꼭 닫는 상태에서는 틈새가 거의 없기 때문에 건물의 내외부와의 공기의 순환이 불가능하게 되었다.

이런 밀폐구조의 주거에 난방을 공급하게 되니 접착제, 화학제품, 니스, 신나, 페인트 등에서 포름알데히드(HCHO), 휘발성유기화합물(VOVs) 등이 방출되는 주거공간이 되어 오염된 공기가 실내에 부유하게 된다. 이런 공기를 정화하는 기능을 숯이 하게 되는 것이다.

다시 말하면 자면서도 좋은 공기를 호흡하는 잠자리공간을 만드는 것이다.

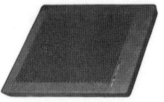

물론 실내에 백탄숯을 더 놓아 둔다던가 침대 밑에 숯을 넣는 것도 더 좋은 공기를 만드는 한 방법일 것이다.

2) 침실의 수면중의 몸냄새와 유해한 실내의 냄새를 제거한다.

요즘의 주택이나 아파트는 건축구조가 냉난방의 에너지효과를 높이기 위하여 고도의 기밀성과 밀폐성이 높아지므로 실내의 공기순환이 어려움으로 해서 유해한 공기와 냄새가 쌓이게 되었다.

이런 구조에서는 옛날의 흙과 나무로만 된 가옥과는 달리 자연적 환기가 되지 않는 구조이기 때문에 인위적으로 환기를 하지 않는 한 음식물의 조리냄새, 신발장, 의류, 화장실, 쓰레기, 습한 곳의 곰팡이 냄새 그리고 애완동물의 사육에 따른 냄새가 주거공간에 가득 찰 수 밖에 없는 것이 현실이다.

특히 신축되어진 주택이나 아파트는 거의가 시멘트콘크리트구조에 내장재는 화학물질의 자재나 접착제, 도료 등으로 사용되어졌기 때문에 포름알데히드 등 화학물질의 유해한 성분의 분자가 부유하기 때문에 두통, 현기증 등을 일으키는 경우도 흔히 있게 된다.

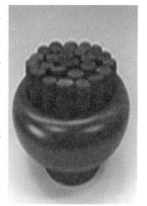

이와 같은 생활 속에서 발생하는 냄새와 건축자재에서 방출하는 냄새를 제거하기 위하여 천연의 자연소재인 숯의 탈취력을 활용해서 생활환경을 살리는 지혜가 절실히 필요한 시대가 왔다고 생각한다.

이렇게 탈취된 주거에 외출 후 귀가하여 현관문을 열면 공기부터 다르다는 것을 직감하게 된다. 이러한 자연소재 탈취법은 향수를 놓는다든지 하는 탈취법과 달리 습기제거, 공기정화, 음이온발생 등 숯의 힘의 몇가지 효과를 동시에 얻을 수 있는 지혜가 되기 때문입니다.

3) 숯은 취침시에 방출하는 수분을 흡착 제거하는 효과가 있다.

일반적으로 사람은 자면서 물 한컵반의 량에 해당하는 수분을 자면서 입, 코, 모공을 통해서 방출하면서 자게 된다.

이 많은 량의 수분을 결국 자는 사이에 내의나 이불 그리고 자리의 요가 흡수하게 된다. 이렇게 되면 수분이 많은 침구 속에 잠을 자게 되는 것이다.

습한 침구 속에서 잠을 자게 되면 몸이 습한 상태에서 아침에 잠이 깨게 되고 몸이 무거워질 수 밖에 없다.

우리의 몸은 지나친 습기에 찬 상태로 잠을 자게 되면 깨운하고 산뜻한 아침을 맞이할 수가 없다.

숯의 기능이 살아 있는 침구에 자게 되면 자면서 방출한 수분을 숯이 흡착하게 되어 상쾌한 아침을 맞을 수가 있다.

4) 수면시에 혈액순환을 원활하게 하는 효과가 있다.

숯이 되기 전의 나무도 따뜻한 소재이지만 탄화된 숯은 한층 더 인간의 몸에 따뜻하게 작용한다.

이것이 숯이 방사하는 원적외선의 효과 때문이다.

불이 붙어 있지도 않은 숯을 쥐고 있으면 어쩐지 손바닥에 따뜻한 느낌을 느끼게 한다.

원적외선은 눈에 보이지 않는 열작용을 하는 전자파의 일종으로서 다른 전자파와는 달리 인체에 잘 흡수되어 분자단위에서 진동을 주어 열에너지를 발생시켜 말초모세혈관의 확장 및 혈액순환을 촉진시키는 효과를 내기 때문에 생체조직의 세포에서 보내지는 노폐물(통증의 원인물질) 등 독소를 배설하고 영양소와 산소를 잘 운반하게 한다.

숯 실물침대나 매트는 온열을 가할 시 숯가마찜질기의 역할을 하게 된다.

5) 숯에서 발생하는 음이온이 뇌신경을 안정시켜 숙면할 수 있다.

숯은 저온에 구운 숯은 음이온을 발생하지 않지만 고온에 구운 백탄은 음이온을 발생하게 된다. 음이온은 공기비타민이라고 할 정도로 우리인체를 활성화시켜 주고 마치 음이온이 많은 곳인 숲속이나 폭포, 계곡에 가며 우리가 심신이 편안해짐을 느낄 수 있듯이 뇌신경이 안정되어 숙면이 되는 것이다.

6) 여름에는 가슬가슬, 겨울에는 약간 따스함을 느끼게 한다.

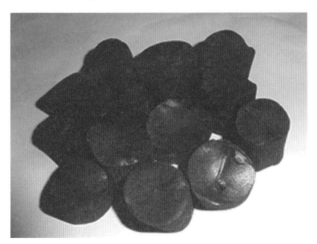

(비장탄의 단면)

7) 숯의 환원작용으로 자면서 신체의 노화(산화)를 지연시켜 준다.
(숯의 탄소전자제공에 의한 환원작용효과)

숯이 가진 탄소는 많은 전자를 생물체에 공급하여 산화(노화)를 억제시키고 생물체를 되살아 나게 하는 환원작용을 하게 된다. 인체에 전자의 공급이 부족하면 노화가 빨라지게 된다. 더욱이 물을 많이 지닌 인간은 산화가 빨라진다.

숯이 인체에 전자를 공급하여 산화(노화)를 지연시키는 작용을 한다. 역시 자면서도 탄소전자의 환원작용을 하는 숯판 위에 자는 것이 좋다.

석유화학판재 위에서 자면 산화를 촉진하는 양이온을 마시면서 자게 된다. 예를 들어 꽃병에 숯을 넣어 두면 생화가 오랫동안 시들지 않게 된다.

이것이 전자공급에 의한 환원작용 때문이다. 또 한 예로 숯판 위에 음식물을 올려 두게 되면 빨리 상하지 않게 된다.

8) 유해전자파와 수맥파의 피해를 예방한다
1,000℃이상에 구운 백탄숯은 전도성이 확보되어 전자파나 수맥파의 흡수력이 생기게 된다.

9) 숯침구는 항균효과가 있어 진드기, 곰팡이가 생기지 않는다

10) 특히 잠들기 힘든분, 자면서 땀을 흘리는 분, 몸이 냉한 분, 스트레스 많이 받는 분, 몸냄새에 신경이 쓰이는 분에게 효과적인 침구.

11) 냉증, 요통, 어깨통, 천식, 눈의 피로, 비염 등이 개선되었다는 체험자의 의견이 있음

04

비장탄으로 생산되는
침구류 관련 제품들

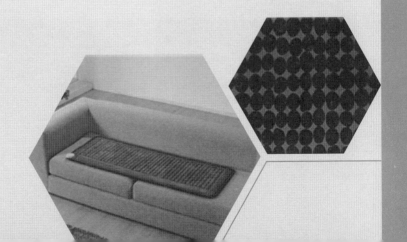

4. 비장탄으로 생산되는 침구류 관련 제품들

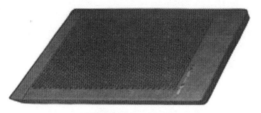

[비장탄 찜질매트]

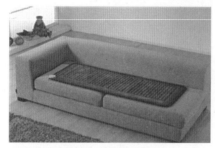

[비장탄 소파용 매트]

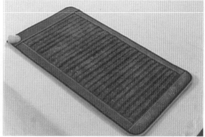

[비장탄 의료기 싱글매트]

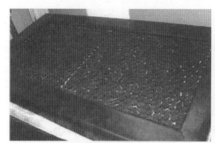

[비장탄 실물침대의 내부]

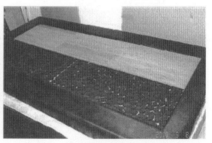

[비장탄 실물침대의 내부와 상판]

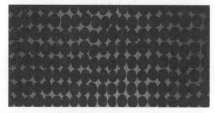

[비장탄 침대 밑판]

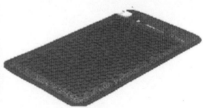

[비장탄 실물매트]

순수숯
판재(板材)라면

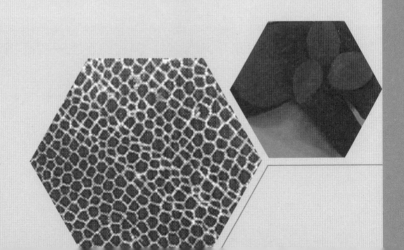

5. 순수숯 판재(板材)라면 :

1) 다음과 같은 조건을 갖춘 숯이면 좋다

① 적어도 판재 1g당 숯이 보유한 표면적이 약300㎡(약90평/1g당) 정도의 다공체가 확보되어 있어야 습기제거, 냄새제거, 유해성물질을 흡착, 제거할 수 있기 때문이다.
침대판 위에 물을 부어 보고 물이 스며들면 숯침대라고 할 수는 없다.
그 정도의 구멍체 표면적으로는 숯의 구멍체 표면적과는 비교가 될 수 없기 때문이다.

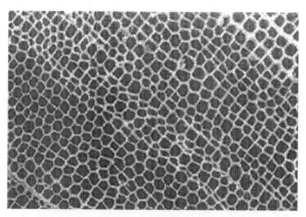

[순수한 비장탄의 현미경 사진(다공체)]

② 미네랄성분이 숯이 갖고 있는 2~3%의 함량을 보유하고 판재가 알칼리성을 띄고 있어야 한다. 고온에 구워진 백탄숯은 산성이 아니고 알칼리성이기 때문이다.
③ 판재가 전기가 통하는 판재로 되어 있어야 한다.

숯은 1,000℃이상 고온에 구운 백탄은 전기가 통하고 유해전 자파나 수맥파 등을 막을 수 있어야 한다.

④ 탄소함량이 적어도 약92%~95%정도 함유되어 있어야 한다. 숯이 되기 전의 원목일 때는 50%의 탄소가 존재하지만 고온 에 구워진 백탄이 되므로써 탄소함량이 증가하는 것이다.

⑤ 판재에 온열을 가했을 때 석유화학물질의 방출이나 접착물질 이 방출되면 인체에 해로운 결과가 된다. 실물숯은 이런 유해 물질이 열에 의해서도 방출되지 않는다.

⑥ 유사제품에 속지 않으려면 위와 같은 내용의 공인기관의 자 료를 확인하는 것도 좋은 방법이다.

⑦ 확인이 어려운 제품일 경우에는 실물숯을 사용한 제품을 선 택하면 안심할 수 있다.

⑧ 숯과 같이 소재자체에서 음이온이 방출되고 있는가가 중요하다. 아예 음이온이 나오지 않거나 또는 음이온물질을 첨가해서 소성 또는 성형한 판재인가를 확인하여야 한다. 소재자체에 서 음이온이 발생하는 것은 좋으나 음이온의 과다발생시 오 히려 인체에 유해한 방사선물질이 될 수 있으므로 음이온발 생 개수를 확인할 필요가 있다. (800~1,000개/1cm³)

⑨ 숯판재는 그 자체가 언제나 그렇게 차갑지 않고 한겨울이라 도 약간의 따뜻한 느낌을 준다.

2) 숯매트와 숯베개의 선택에 있어서의 유의점

① 매트나 베개의 외피의 소재의 천에 숯가루가 새는 것을 우려해서 심하게 방수처리 된 것은 통기성이 차단되어 유해한 물질의 흡착이나 습기와 냄새 흡착기능이 제한받게 된다.
그러나 원적외선의 온열효과나 음이온 발생등에는 지장이 없다.

② 실물숯이 들어 있되 전기가 통하는 백탄수준의 숯이 들어 있는 것이 좋다.

③ 전기온열을 가했을 때 석유화학제품에서 방출되는 양이온이 발생하는 매트인지 유의할 필요가 있다.

④ 숯조각이나 합성숯조각 등을 메트에 붙일 경우에 친환경 접착제를 사용하였는지 확인한다.

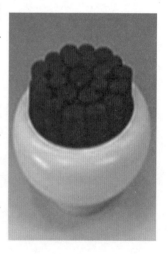

⑤ 숯베개라 하면서 내용물이 보이지 않을 경우에 간혹 석유화학제품인 검은 사출물, 꽈배기 같은 것을 2~3cm씩 자른 것을 넣고 만든 베개도 있으므로 유의할 필요가 있다. 이런 베개는 자는 동안에 석유화학 비닐 냄새를 맡으면서 수면을 하게 되는 경우이다.

⑥ 숯베개라는 이름의 제품도 대부분이 고가의 제품을 판매하면서 서비스상품으로 제공되는 경우가 많은데 거의 제대로 된 좋은 숯베개는 드물다.

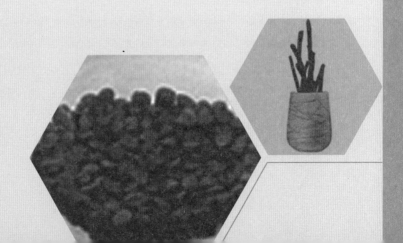

06

비장탄의 식생활에의
활용

6. 비장탄의 식생활에의 활용

1) 쌀통벌레를 방지한다.

숯은 습기조절기능과 음이온이 발생하며 쌀벌레를 막고 변질이 되지 않게 한다. 쌀 20kg을 기준하여 직경 3㎝, 길이 10㎝ 정도의 비장탄 2~3개만 넣어 두면 쌀벌레가 생기지 않는다. 물론 쌀벌레가 생기기 전에 넣는다. 쌀은 따뜻하지 않고 습도가 적은 곳에 보관하는 것이 좋다.

이렇게 보관하면 오래 보관하였던 쌀도 묵은쌀 냄새도 나지 않는다.

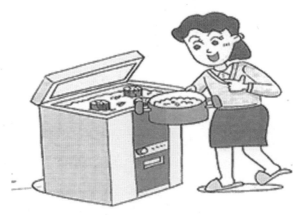

2) 냉장고의 냄새제거는 비장탄으로

냉장고의 냄새는 의외로 강하다.

이런 냉장고의 냄새를 없애기 위해서 냉장고용 탈취제가 시판되고 있다. 그것을 흔들어 보면 사각사각하는 소리가 난다. 무엇이 들었는지 궁금하게 여기겠지만 그 원료는 대개가 활성탄이다.

활성탄이라는 것은 숯의 흡착력을 더욱 강하게 한 것이지만 보통의 백탄에도 같은 효과가 있다. 직경 3㎝, 길이 10㎝ 정도의 숯 3~5개를 그대로 각 층에 나누어 넣어 두면 된다. 무명천에 싸서 넣어 두면 더욱 좋다. 냉장고 내에는 공기가 순환하고 있기 때문에 차가운 공기가 흐르는 곳에 숯을 놓도록 한다. 냉장고에 숯을 넣는 것은 냄새제거역할만 있는 것이 아니고 냉장고 내에 보관중인 음식물을 신선하게 오래 보관하는 역할도 한다. 이는 탄소인 숯이 식재료에 전자를 공급하여 산화를 막아 주기 때문이다.

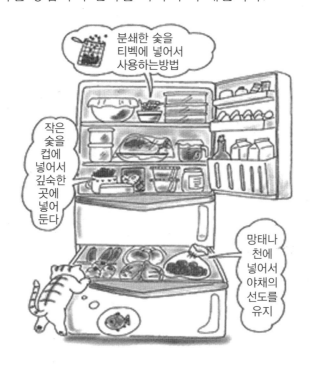

3) 보관중인 야채의 선도유지도 비장탄이 한다.

숯은 야채 등을 빨리 상하게 하는 에틸렌가스를 흡착해 주기 때문에 야채박스 속에서 숙성이나 시들게 하는 것을 멈추게 한다. 그래서 언제나 신선한 야채를 보관할 수 있다.

　다만 숙성을 필요로 하는 멜론이나 바나나 등을 숯과 함께 놓아 두면 숙성이 되지 않으므로 따로 보관하는 것이 좋다.

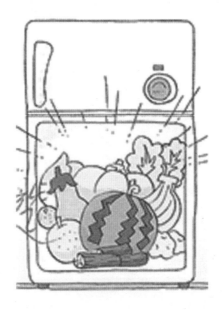

4) 과일, 야채의 농약성분 제거에 비장탄이 역할

　과일이나 야채를 물에 담그고 숯을 넣어 15분 이상 두면 과일이나 야채에 묻은 농약 성분과 유해한 불순물을 숯이 제거하게 된다.

5) 장 담글 때 넣는 숯은 비장탄이 적격이다.

　우리 조상들은 옛날부터 장을 담글 때 맛좋은 장을 만들기 위해 숯을 이용해 왔다. 숯을 넣는 목적은 숯의 다공질구조에 의한 불순물의 흡착과 잡냄새를 제거하는 효과로 숯을 넣었으며 또한 숯의 탄소성분에 의한 장의 변질을 막기 위한 부패방지효과 그리고 원적외선 방사에 의한 장의 고른 숙성효과 그리고 매주가 뜨는 과정에 생성하는 발암성의 곰팡이인 아플라톡신(Aflatoxin)를 제거하는 효과를 기대할 수가 있다.

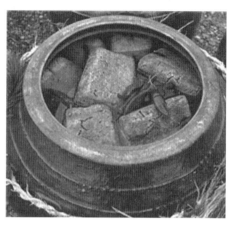

이렇게 숯을 장을 담글 때 넣음으로서 맛있는 장을 만드는데 꼭 필요한 사항을 일거에 해결할 수 있는 비법을 확인할 수가 있다.

우리조상의 이런 과학적인 지혜에 감탄하지 않을 수 없으며 아무리 최첨단 과학기술과 식품공학이 발달하여도 숯을 빼고 다른 어떠한 소재를 넣어도 숯만한 효과를 기대할 대체재는 없을 것으로 생각된다.

6) 과자, 김의 건조제로 비장탄

여름 장마철이나 습도가 높을 때 과자나 김에 숯을 넣어 두면 눅진눅진해지지 않는다.

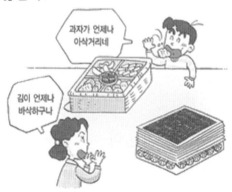

7) 가스오븐렌지에서 숯불구이를 할 수 있는 비장탄

가스오븐렌지의 그릴로 고기를 구울 때 보통은 그물 석쇠 밑에 물을 넣지만 여기에 백탄을 적당한 크기로 부수어서 넣고 고기를 구우면 물을 사용할 때보다 잘 구워지고 가스만 사용했을 때와는 다르게 맛을 낸다.

아래로부터 숯 복사열이 올라오는 것을 느낄 수 있고 그릴 안이 마치 숯불구이 모습과 같아진다. 다 타 버리지나 않을까 하는 걱정은 전혀 없으며 구이의 연기나 고기 냄새도 숯이 흡착하게 되고 또한 고르게 구워지며 맛이 달아나지 않도록 구울 때 나오는 진액이 숯에 떨어져서 구이소재 자체의 지방성분에서 생겨나는 숯불의 훈향은 더욱 맛을 돋구게 된다.

구이가 끝난 숯은 그대로 두고 5~6회 사용할 수 있고 물을 넣을 때처럼 청소할 필요도 거의 없다.

8) 비장탄으로 지은 밥은 맛있다.

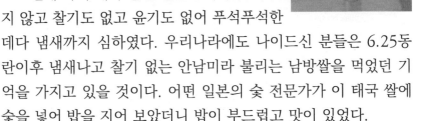

1993년 일본은 기록적인 여름철 냉해로 대흉작을 맞아 쌀 부족이 극심했다. 일본 정부는 그 대책으로 캘리포니아, 호주, 그리고 태국에서 많은 쌀을 수입하였다.

그런데 특히 태국 쌀은 일본인의 입맛에 맞지 않고 찰기도 없고 윤기도 없어 푸석푸석한데다 냄새까지 심하였다. 우리나라에도 나이드신 분들은 6.25동란이후 냄새나고 찰기 없는 안남미라 불리는 남방쌀을 먹었던 기억을 가지고 있을 것이다. 어떤 일본의 숯 전문가가 이 태국 쌀에 숯을 넣어 밥을 지어 보았더니 밥이 부드럽고 맛이 있었다.

게다가 태국 쌀 특유의 냄새도 안나므로 쌀집이나 슈퍼마켓에서 쌀과 함께 숯도 팔게 되었다고 한다. 일단은 숯을 넣어서 취사를 하면 맛있는 밥을 지을 수 있다는 것이 확인된 셈이다. 그러면 밥이 왜 맛있게 지어졌을까? 숯에는 원적외선이 방사한다고 앞에서도 설명했다. 이 원적외선이 밥이 되는 온도에 따라 방사되어 그 효과로 쌀알 속까지 고르게 퍼져들어 밥이 되며, 더구나 숯에서 미네랄이 빠져나와 칼슘이 익는 과정에서 구수한 맛을 내기 때문이다. 또 숯이 밥물의 불순물을 제거하여 깨끗이 정화하기 때문에 밥맛이 좋은 것은 당연한 것이다.

취사방법은

수돗물을 정수할 때와 같이 숯을 먼저 물로 씻고 끓는 물에 소독한 뒤 말려서 사용한다. 쌀의 물 조정도 보통 때와 같게 하고 쌀 3홉에 직경 3㎝, 길이 5㎝ 정도의 숯 하나를 넣고 밥을 하면 된다. 숯은 비장탄, 대나무숯 등 딱딱한 것이 좋다.

한 번 사용한 숯은 물에 잘 씻어서 통풍이 잘 되는 장소에서 하루정도 말린다. 또 10회에 한 번 쯤은 끓는 물에 소독한 후 건조시켜 사용하면 효과가 계속된다. 숯을 넣었을 때 덤으로 얻는 효과는 밥이 약간 탔을 경우에도 탄 냄새가 전혀 나지 않는다는 것이다.

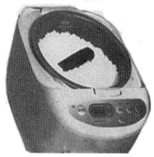
[전기밥솥에 비장탄 넣기]

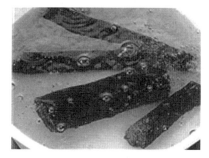
[비장탄을 5분간 끓여서 건조해 사용]

9) 남은 밥이나 음식에 비장탄을 넣어 두면 빠르게 변질하지 않는다.

　다음 식사를 위해 남은 밥을 보온밥통에 넣어두었을 때나 찬밥을 보관할 때도 숯 하나를 넣어두면 탁월한 효과를 볼 수 있다.

　밥통에서 밥이 누렇게 된다거나, 냄새가 난다거나, 푸석푸석해진다는 것은 열을 가한 음식물이 일정한 시간을 지나면 산화(酸化)해 간다는 증거이다. 숯은 그 산화도 막아주고 냄새도 흡착한다. 가정에서는 물론이고, 대형음식점이나 집단급식소에서도 남은 밥을 보관하는데 사용하면 아주 편리하다. (밥의 산화는 전자의 이탈이다)

10) 튀김솥에 비장탄을 넣어 튀기면 바삭바삭 맛있다.

① 튀김기름 속의 수분의 흡착과 생닭의 수분도 흡착하게 된다.
　(숯의 除濕效果)
② 튀김기름과 튀김닭의 산화방지효과가 있다.(숯의 환원작용)
　(열에 의한 기름의 산화촉진현상이 숯에서 공급되는 전자로 인한 환원작용에 의한 튀김닭과 기름의 산화방지 및 지연효과가 있다.
　(산화와 환원의 원리)
③ 기름과 숯이 가열되면서 숯도 전체적으로 뜨거워져서 원적외선을방사하게 되어 닭고기살의 겉과 속이 동시에 익은 효과가 있다.

　(겉은 바삭바삭 씹는 감이 좋게 되고 속살은 부들부들하다)
④ 기름과 닭의 잡냄새를 제거한다.(숯의 脫臭效果)

⑤ 튀김기름 속에는 튀기는 과정에 불순물이 혼재해 있게 된다. 이런 불순물을 제거한다. 이는 숯이 무수한 구멍체구조로 되어 있어 이 불순물을 흡착 정화해 주는 역할이 있기 때문이다. (숯의 여과 정화작용)

⑥ 튀김시간을 단축시켜 준다.

겉과 속이 동 시에 익기 때문에 빨리 익게 되어 시간을 절약하는 효과가 있다.

⑦ 숯으로 튀기면 색갈이 좋게 튀겨진다.

그냥 튀길 경우에는 겉살이 먼저 익고 다음에 속살이 익기 때문에 속살이 익을 때까지 계속 튀기면 겉살은 타지는 형상이지만 숯으로 튀기게 되면 동시에 익기 때문에 속살이 익을 때까지 기다릴 필요가 없다. 그래서 색갈이 좋게 튀겨진다.

⑧ 사용하고 남은 튀김기름 속에 숯을 넣어두게 되면 산화가 지연되어 기름을 오래 쓰게 된다.

(열을 많이 받은 기름은 시간이 경과하면서 빠르게 산화되기 때문에 과산화지질이 된다. 이를 환원시키는 작용을 한다)

취급하는 방법

1. 튀김용 숯을 구입한 후 세제를 사용하지 않고 쑤세미로 씻고 끓는 물에 2,3분 삶은 후 반드시 건조시킨 후 수분이 없는 상태에서 사용한다.

2. 숯의 양은 기름량의 5%정도 넣는다.

3. 숯은 기름을 가열하기 전부터 넣는다.

4. 사용한 숯은 끓는 물에 삶아서 건조해 재사용한다.

5. 사용하던 숯은 15일간 사용하고 끓는 물에 삶은 후 건조하여

부셔서 화분이나 텃밭의 토양개량제로 사용한다.

6. 튀김에 쓰여지는 숯은 잘 부스러지지 않고 원적외선 방사율이 높은 비장탄 그리고 죽탄을 사용하는 것이 적합하다.

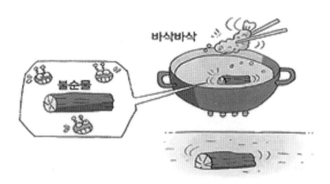

11) 김치통에 비장탄을 넣으면 빨리 시지 않는다.

숯을 김치통에 넣으면 빨리 시어지지 않고 신선도가 오래 지속되고 또한 시어 가는 김치에 넣어도 신맛이 적어지고 김치의 선도가 살아 난다.

물김치에 넣으면 숯 속에 있는 미네랄이 용해되어 광천수 김칫국이 되면서 불순물도 여과하기 때문에 김치맛도 좋아진다. 물김치 맛은 물맛이 좌우하기 때문에 염소냄새가 나는 수돗물을 쓰지 말고 정수된 물을 권한다.

12) 찻(茶)물도 비장탄숯을 넣어 끓인다

찻물이나 커피 물을 끓일 때 숯을 넣으면 차 맛이 더욱 부드러워지고 깊은 맛이 난다. 옛날부터 약탕물을 숯으로 정화해 사용해 왔던 것은 잘 알려진 사실이다. 그 이유는 숯에서 미네랄이 용해되고 냄새도 제거되며 각종 찻물 속의 불순물도 흡착, 제거하기 때문이다.

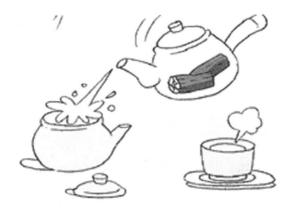

13) 비장탄으로 수돗물을 광천수로 만든다.

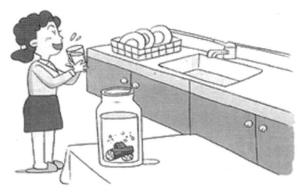

　나무는 자랄 때 대지로부터 자기 성장에 필요한 광물성 영양분을 섭취하여 성장하기 때문에 미네랄 성분을 많이 함유하고 있다.

　나무가 숯으로 구워지면 미네랄 성분이 2~3% 가량이 숯에 농축되며 고온에 구운 숯은 친수성(親水性)이 생겨 물에 잘 녹고 수돗물에 숯을 넣으면 산성이었던 수돗물이 미네랄이 녹아 약알칼리성 광천수가 되는 것이다.

　더구나 숯에는 냄새제거나 유해물질 흡착효과도 있어 깨끗한 물이 되며 숯에서 방사하는 원적외선이 물의 분자구조를 바꿔 물분자를 작게 하고 용존 산소량이 높아져 좀처럼 물이 변질되지 않고, 용기에 담가 두어도 용기내벽에 물때가 잘 붙지 않는다. 이러한 약알칼리성으로 된 물을 마시게 되어 전자가 많이 함유된 전자수가 되어 체내흡수가 잘 되는 물이 된다.

만드는 방법

① 우선 흐르는 물에 세제가 묻지 않은 수세미로 숯을 깨끗이 씻는다. 이때 세제 사용은 절대 금물이다.

② 10분 정도 물에 끓여서 소독을 한다.

③ 곧 불을 끄고 물이 잘 빠지는 용기에 건져 냉각시키고 서늘한 곳에서 말린다.

④ 이렇게 만든 숯을 수돗물이 담긴 용기에 넣고 냉장고에 하룻밤 정도 두면 맛 좋은 약알칼리성 광천수가 된다.

⑤ 정수된 물은 수돗물의 소독제가 제거된 물로써 미생물이 번식하기쉬우므로 2일 이내에 음용하는 것이 좋다.

⑥ 2주에 한 번 정도①②③을 반복하고 미네랄 섭취는 3개월 정도까지는 가능하고 미네랄을 기대하지 않는다면 계속 사용할 수 있게 된다. 물 1 ℓ 에 숯 50g 정도가 기준이다.

⑦ 고온백탄인 단단한 비장탄이 제일 좋다.

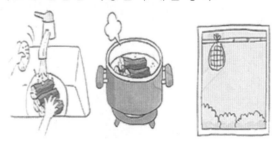

14) 비장탄은 구이연료의 지존(至尊)

어떠한 방사특성을 갖고 있는 연료로 구어 지느냐에 따라서 구이의 맛이 차이가 생기는 것이다.

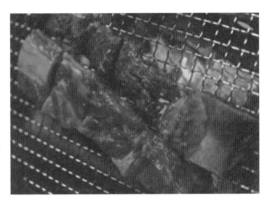

그리고 구이과정의 온도를 자유자재로 관리할 수 있는 것도 맛의 중요한 요인이 되므로 고온 비장탄은 부채 하나로 또는 공기조절구멍만으로도 자유로이 온도조절이 가능하여 요리인에게는 편리한 연료다.

또 하나 특징이라면 고온에 굽는 비장탄은 구울 때 연소가스에 수분이 없는 것도 직화구이의 장점일 것이다.

소고기, 돼지고기의 숯불구이는 숯이 주된 연료로서 확실한 자리를 지키고 있으나 장어구이, 꼬치구이에서는 아직도 가스불 구이가 대종을 이루고 있다. 물론 숯이 가스에 비하면 불붙이기 불편성 그리고 관리상 문제가 있지만 맛이 확연히 다르기 때문에 영업매상도 다를 것이다.

숯은 여러 분야에서 활용도가 넓혀지고 있으며 특히 요즘은 농업, 축산, 건축, 공업, 의료등의 용도로도 다양해지고 있으나 그래도 숯은 연료용에서 출발했다. 특히 고기와 생선을 구울 때 연료로서의 숯은 어떠한 현대연료로도 대체할 수 없는 독자적인 자리매김을 하고 오랜 세월에 걸쳐서 검증된 연료로서 구이 맛을 내는 데에는 숯 중에서도 고온에 굽는 백탄이 제 기능과 역할을 톡톡히 한다.

간접 열에 의해서 굽는 전열구이, 철판구이, 후라이판(Frying Pan)구이 등은 굽는 연료의 종류에 맛이 크게 좌우되지 않으나, 숯불구이는 숯불의 열이 고기에 직접 닿는 방식의 직화구이이므로 맛에 영향을 미치게 된다. 가스 불을 연료로 하여 구울 경우는 열이 닿는 부분은 속살보다 먼저 익고 속살이 익을 때면 표면은 탈 수 밖에 없지만 숯불에 의한 구이는 자세히 살펴보면 숯불이 엷은 막으로 형성되어 희게 덮여 있는 무기질 성분의재(灰)를 볼 수 있다. 이 재에서 원적외선이 방사되어 고기의 표면과 속살까지 빠짐없이 열 전달이 되고 동시에 구어지기 때문에 속살의 맛이 달아나지 않고 구워져 고기의 색상도 좋게 되어 그 빛깔 또한 먹음직스러워 식욕도 돋우게 되며 대략 70℃정도의 열에서 맛의 성분이 결정되는 "글루타민산(Glutamine Acid)"도 만들어지는 역할을 한다.

특히 비장탄은 유황성분이 적고 연소시 특이한 냄새가 없고 숯에 함유한 수분 1%이하로서 연소시 공기중의 산소와 반응해서 수분을 발생하는 량이 극히 적기 때문에 구워지는 고기가 바싹 구워지게 되며 씹는 맛감이 현저히 다른 것이 특징이다.

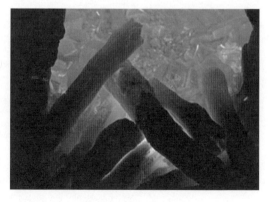

더욱이 구이소재의 지방성분이 숯불에 떨어져서 생겨나는 훈향은 직하구이만이 느낄 수 있는 독특한 맛의 비결이라 할 것이다.

비장탄의 힘으로
오염된 주거를 살린다

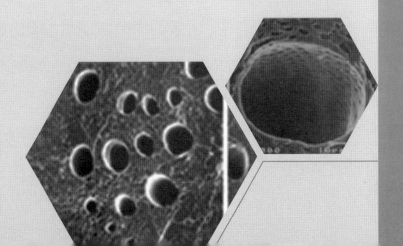

7. 비장탄의 힘으로 오염된 주거를 살린다.

1) 실내에 놓아두기만 해도 효과를 보는 비장탄 활용법

▶ 실내에 놓는 숯이 공기를 정화한다.

요즘 주택은 실내 공간의 냉난방의 효율을 높이기 위하여 고기밀성(高機密性),밀폐성을 강화하는 구조로 건축되어 있으며 바닥, 천장, 가구 등 모든 부분에 내장재로 화학제품을 많이 사용하고 있는 실정이며 모든 벽면은 시멘트로 둘러싸여 있다.

이런 주거공간은 유해한 화학물질의 방사와 가전제품에서 내뿜는 전자파영향으로 양이온이 가득 찬 곳이다. 이와같은 공간에서 오랜 시간 일하는 주부, 아이들은 원인 모르는 두통, 현기증 등에 시달리는 경우가 흔히 있다.

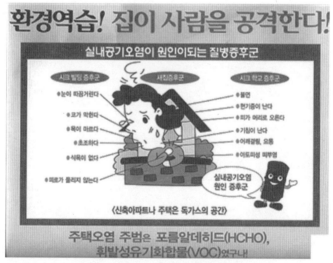

▶ 신축아파트나 주택은 독가스의 공간

▶ 신축주택 입주시에 반드시 숲의 정화력을 활용하자

특히 신축아파트나 주택에 입주했을 때 페인트, 니스, 신나 등 화학물질 냄새를 새집냄새라고 무심코 넘겨 버리는 사람들이 많은 것 같은데 이것은 엄청나게 위험한 발상이다. 새집냄새라는 것이 유해한 화학물질의 냄새이기 때문이다. 독가스의 공간이라고나 할까?

이런 공간에 오래 있게 되면 위의 그림과 같은 고통을 받게 된다.

이런 주거공간을 개선해서 건강한 삶의 주거공간으로 만들어 질병의 원인이 되는 것을 막기 위해서는 숲의 정화능력을 활용할 필요가 있다.

거실에는 2곳 또는 4곳 정도에 비장탄 백탄을 주부의 지혜를 살려 장식해 두는 것만으로도 효과가 크다. 침실도 숯바구니 2개만 비치하면 쾌적한 공간을 만들 수 있다.

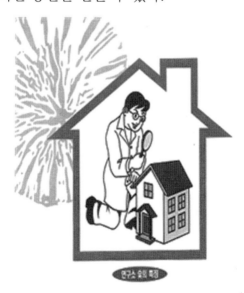

특히 공부하는 학생 방에 실내 정화 숯을 비치하는 것을 잊지 말아야 한다. 공기정화와 신선한 음이온을 공급해서 집중력을 높이고 체력유지와 피로감을 줄여주는 것이야말로 학생들에게 꼭 필요한 것이기 때문이다.

비치하는 숯의 양은 건물 1평당 1kg이상을 기준이며 사방 네 구석에 놓는 것이 좋으나 대각선으로 2곳에 놓아도 효과적이다.

▶ 밀폐구조인 철근콘크리트사무실의 공기정화에 숯을 활용

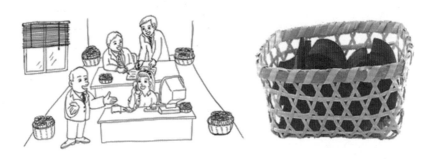

냉난방시설의 에너지 효과를 높이기 위하여 밀폐구조로 된 사무실은 환기를 자주 하지 않는 한 근무시간 내내 형광등이 켜져 있고 PC, 팩스, 복사기 등 전자파가 쏟아져 실내는 음이온이 절대적으로 적고, 양이온지대이므로 실제로는 산화의 공간이다. 사무실 근무자의 상당수가 원인이 분명치 않는 고통에 시달리고 있다는 것은 이러한 이유때문이다. 이것이 사무능률을 저하시키는 시크빌딩증후군(Sick Building Syndrome)인 것이다.

이런 현상을 막는 데는 반드시 환기를 철저히 하고 숯을 공기정화용으로 활용할 것을 권한다.

▶ 아래와 같은 시설에 숯을 놓아 정화된 공간을 만들자

병원, 의원, 약국, 한의원, 미용실, 이발소, 보육원, 유치원, 노인복지시설, 학교, 학원, 노인정, 노래방, 지하주점, 지하사무실, 밀폐형사무실, 지하 가내공장, 화공제품 취급점, 염색섬유제품 판매점, 봉제공장, 공해발생 공장 등은 다중이용시설로써 공기환경의 심각성을 고려해야 하며 또한 화학제품 취급점에서는 유해휘발성분에 의한 공기오염을 걱정하는 배려가 있어야 할 것이다.

▶ 옷장에 숯을 넣어 습기나 냄새제거 및 벌레퇴치 등으로 사용한다.

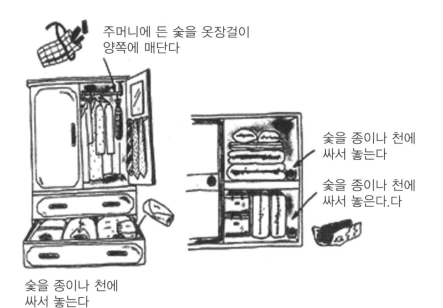

주머니에 든 숯을 옷장걸이 양쪽에 매단다

숯을 종이나 천에 싸서 놓는다

숯을 종이나 천에 싸서 놓은다.다

숯을 종이나 천에 싸서 놓는다

▶ 숯은 화장실의 냄새제거에도 제구실을 한다.

요즘 화장실은 2~30년 전에 비하면 수세식으로 변하여 극심한 냄새는 나지 않는다.

살기가 힘들던 시절 「암모니아 냄새」가 코를 찔러 재래식 화장실에 가기가 곤혹스럽던 시절도 있었다. 당시 우리 농촌에서는 숯 포대를 화장실 곁에 쌓아 두었던 기억이 있는데 이는 필경 우리 조상들이 화장실 냄새를 줄이기 위한 수단과 분뇨에서 발생하는 병원균을 막기 위한 방편이 아니었을까 생각한다.

요즘같이 심한 냄새가 없는 화장실에 숯을 냄새제거제로 비치하는 것은 시대적으로도 어울리는 방법이라 하겠다.

다소 심한 냄새가 나는 업소나 재래식 화장실, 공중화장실에는 숯을 비치하고 목초액을 간혹 분무하거나 목초액을 용기에 담아 냄새가 심한 곳에 항상 놓아두면 냄새제거 효과가 더욱 좋아질 것이다.

화장실에 숯을 1kg정도 바구니나 부직포에 넣어 물이 닿지 않는곳에 비치해 두면 효과를 볼 수 있다. 특히 안방에 별도 화장실이 있는 집은 늘 함께 있는 가족은 잘 모르지만 외부인이 안방에 들어오면 변의 냄새와 혼합된 특이한 냄새를 느낄 수도 있다. 이럴때 숯의 힘을 활용하면 간단히 해결할 수 있다.

▶ 신발장냄새도 주거오염의 하나

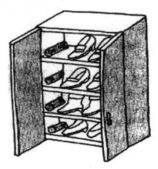

신발장에 숯을 넣어 두면 신발냄새와 습기를 제거한다. 숯을 대 바구니나 또는 플라스틱 망으로 된 바구니에 담아 비치해 두거나 또는 부직포에 넣어서 비치해 둔다. 겨울에 신었던 부츠는 숯을 하나 넣어 두면 좋다.

주택 거실 입구의 많은 신발에서 나는 악취를 예사로 생각하는 경향이 있지만, 주거환경 악화에 한 몫을 하고 있으며 신발은 땀 냄새뿐만 아니고 길바닥에 깔린 온갖 궂은 것을 다 밟고 다니므로 오염의 원흉인 신발을 숯으로 정화하면 주거오염을 막는 한 방편이 된다.

▶ 싱크대 밑과 주변은 잡균과 벌레들의 집합소

물을 많이 사용하는 주변은 습기가 많고 공기가 잘 통하지 않으며 잡균이나 벌레가 모이게 되고, 또한 냄새도 나게 된다. 백탄을 많이 넣어 두게 되면 잡균도 바퀴벌레도 냄새도 없어지는 청결공간으로 변한다. 현명한 주부는 목초액을 소량 담아 놓아두고 벌레의 근접을 못하게 하여 깨끗한 주거환경을 유지시킨다.

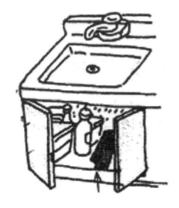
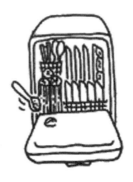

▶ 개집에 숯을 넣으면 진드기도 냄새도 없어진다

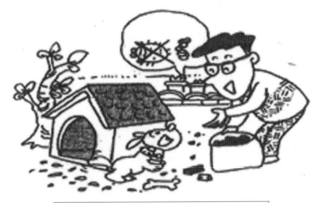

▶냄새제거효과와 벌레 방지효과

▶ 건강을 위협하는 전자파의 피해를 감소시킨다

TV, 컴퓨터, 전자렌지, 오디오, 냉장고, 전기매트, 형광등, 헤어드라이기 등에서 쏟아지는 전자파의 피해를 줄이기 위하여 고전도성 백탄을 비치함으로써 유해한 전자파의 피해를 감소시킨다.

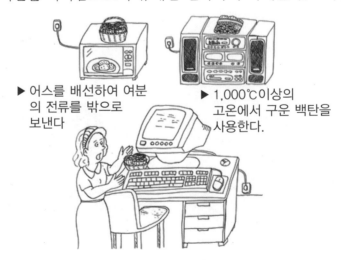

▶ 어스를 배선하여 여분
의 전류를 밖으로
보낸다

▶ 1,000℃이상의
고온에서 구운 백탄을
사용한다.

▶ 지하공간에 공기정화용 숯 놓기

시멘트콘크리트로된 박스 속의 지하공간은 공기의 순환이 나쁘고 습기가 갇혀 있으며 냄새가 잘 빠지지 않는 공간이므로 양이온이 많아 그 안에 있는 사람이나 물질의 산화를 빠르게 한다.

특히 다음의 업소에는 업주와 종업원의 건강은 물론이고 손님의 건강도 위하고 깨끗이 정화된 업소를 만드므로서 사업에도 플러스가 될 것이다. 반영구적으로 계속 사용할 수 있는 숯의 비치를 권하고 싶다.

숯을 이용한 환경정화방법으로 아래에 열거한 예는 극히 일부에 불과하다 하겠다.

▶ 지하노래방은 냄새는 물론이고 전자파가 쏟아지는 실내이므로 냄새, 습기, 전자파장해의 감소효과를 볼 수가 있다.

▶ 지하주점, 식당은 음식조리냄새 등을 제거하여 산뜻한 공기 전환이영업상으로 도움이 된다.

▶ 지하사무실의 경우 공기청정이 근무자의 건강과 사무능률을 올린다.

▶ 지하창고는 저장물의 산화를 막고 보존상태가 오래가게 한다.

▶ 지하주거생활에는 실내공기의 정화가 가족의 건강을 돕는다.

▶ 지하목욕탕은 습기가 많다. 그래서 곰팡이나 진드기가 생기기 쉽다. 숯은 이를 막을 수 있는 한 방법이 될수 있다.

▶ 지하 PC방은 열악한 환경 속에 전자파에 포로가 된 공간으로서 밤을 새는 청년들이 정자감소현상까지 생긴다는 서울 의대 의학연구소의 실태보고서가 있어 PC방의 실내 환경정화를 위해 숯은 하나의 대안이 될 수도 있을 것이다.

2) 잘못된 주거가 가족을 병들게 한다(住原病증후군)
(고기밀성 주택의 함정, 원인 모른 질병에 시달린다!)

▶ 주거의 구조가 병의 원인이 되는 시대

최근의 주택이나 아파트의 주거공
간은 냉난방에너지의 효율을 높이기
위하여 고기밀, 고단열구조가 됨으로
서 공기의 순환이 단절되고 습기와 결
로에 의한 곰팡이, 진드기 등의 번식
하기 좋은 최적의 환경을 만들어 주고
있다.

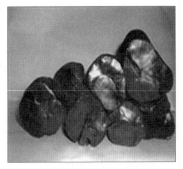

주거의 벽체는 거의가 시멘트콘크리
트구조이고, 내장재도 벽지, 가구, 바닥재, 가전제품 등 거의가 화학
제품이거나 신나, 니스, 페인트, 접착제 등의 휘발성유해물질로 도
장된 제품으로 가득차 있다.

모두가 편리함을 추구하고 대량생산을 하다보니 이렇게 된 것이
다. 하나같이 생명이 숨쉬고 호흡하는 자재는 찾아 볼 수가 없
게 되었다.

원래 우리나라의 주거는 자연소재 밖에 사용하지 않았고, 문은
꼭 닫은 상태에도 문의 틈새와, 창호지를 통해서 내외부와의 공기
순환이 제로상태가 아니며 집 자체도 살아서 호흡하고 있었던 구
조였다.

그러나 오늘날 주거는 고기밀성 주택으로서 문을 닫고 나면 전
부 틈새가 메워진 상태처럼 되어 버리는 것이 특징이다.

이 주거 안에서 살고 있는 사람은 마치 커다란 비닐봉지 속에 들어 있는 것과 같은 형상이다.

심각한 문제는 여기에 있다. 벽체, 내장재에 쓰여진 화학물질, 아세톤(Aceton), 토루엔(Toluene), 벤젠(Benzene) 등 유기용제에서 나오는 포름알데히드(Formaldehyde)를 비롯한 유해휘발성 화학물질들이 난방의 열과 더불어 밀폐된 주거에 방출됨으로서 인체에 미치는 심각한 영향으로 주원병(住原病:Sick House Syndrome)이라는 새로운 병이 생기게 되었고, 결국 실내 공기오염의 원인으로 발생하는 건강장해를 받는 병이다. 이 주원병에 꼭 부가하는 오염은 습기와 결로에서 오는 곰팡이, 진드기의 사해가 에어컨이나 선풍기에 날려 호흡기에 들어가 알레르기를 일으키며 또한 좁은 공간에 꽉차 있는 가전제품이 쏟아내는 전자파가 더욱 주거를 유해공간으로 만들고 있다.

겨울 실내오염 여름의 최고25배
김윤신교수 유기화합물 조사

겨울철 실내 오염도가 여름에 비해 최고 25배나 되어 실내에서 주로 생활하는 어린이와 노약자 등을 위한 대책 마련이 필요한 것으로 지적됐다. 한양대 김윤신 교수는 서울시 녹색서울시민위원회가 발간하는 계간지 '녹색서울 21' 최근호에서 "대구의 가정집, 사무실, 식당 등을 대상으로 실내 오염도를 측정한 결과 겨울의 휘발성 유기 화합물(VOCs)이 여름에 비해 최저 1.9배에서 최고 25배 검출됐다"고 밝혔다.

정경준기자 news91@donga.com
2003. 1. 25 동아

"새 건물로 옮긴 뒤 두통 심해요"

벤처회사에 근무하는 40대 후반의 L씨가 병원에 찾아왔다. 머리가 아프고 어지러우며 목이 따끔거리고 눈도 가려우며 코가 막혀서 영 집중이 안 되고 피곤하다고 호소했다. 방사선 검사와 알레르기 검사, 후두내시경 검사 등을 시행했으나 별다른 이상 소견은 보이지 않았다. 그는 2년 전 서울 강남 테헤란로의 새 빌딩으로 사무실을 이전한 이후부터 증상이 나타났으며 특히 겨울철에 괴롭다고 하소연했다.

1970년대 오일쇼크 이후 지어진 건물들 중에는 에너지 대책의 일환으로 여러 가지 단열재를 사용하고 창문이 별로 없는 밀폐된 빌딩들이 많다. 이러한 빌딩들은 환기가 잘 되지 않아 실내공기가 오염될 우려가 매우 높다. 그뿐만 아니라 새로 지어진 빌딩들은 실내장식을 위해 여러 가지 합판과 접착제, 페인트 등을 사용하게 된다. 이런 건축자재에서 포름알데히드 등 갖가지 화학물질이 방출된다.

포름알데히드는 자극적인 냄새를 띠고 대기 중에 방출되는 독성물질로 합판, 발포단열재, 스프레이식 페이트 등 건축자재와 가구에서 많이 나온다. 이런 포름알데히드는 목 코 눈 등에 강한 자극을 주어 알레르기 또는 감기와 비슷한 증상을 나타내고 피부발진, 두통, 피로, 메스꺼움 등의 증상을 가져 오기도 한다.

실내공기 중 높은 수치의 포름알데히드 농도에 장기간 노출되어서 상기도, 중추신경계, 면역계, 자율신경계, 내분비계를 중심으로 여러 가지 과민반응이 앞서 언급한 증상들로 나타나는 경우를 '시크빌딩증후군(Sick Building Syndrome)'이라고 한다. 과거 북유럽에서 실내장식을 위해 스프레이 페이트를 칠한 후 포름알데히드가 실내공기중에 방출되어 집단적으로 '씨크빌딩증후군' 환자가 발생했던 사례가 있다.

이웃나라 일본에서는 빌딩관리법을 제정해 환기 대책을 세워 대비하고 있다. 후생노동성에서 실내공기 중 포름알데히드 농도의 기준치를 0.08ppm 이하로 규제하고 있는 것이다. 그러나 최근 일본에서는 빌딩관리법 규제 대상이 아닌 주거용 신축 가옥실내공기 중에 높은 수치의 포름알데히드가 방출되어 이 증상을 호소하는 환자가 속출해 큰 사회적 문제로 대두하고 있다. 빌딩이 아닌 주거용 건물에서 증상이 나타나는 경우 '시크하우스증후군(Sick House Syndrome)'이라고 한다.

'시크빌딩증후군'은 오래된 건물보다는 신축 건물에서, 그리고 장기간 포름알데히드에 노출된 경우에 많이 발생한다. 새로 지은 아파트에서도 이러한 증후군이 흔히 나타나고 있는데 이런 경우 성인 남자보다는 주부와 어린아이들에게서 훨씬 더 많이 발생하는 것으로 밝혀졌다.

이에 대한 대책 마련을 위해 일본 정부에서는 3년 전부터 후생성 건설성 통산성 농림수산성 노동성과 학계가 공동 연구반을 구성해 역학 조사와 대책 마련에 들어갔다. 우리 정부 당국에서도 눈여겨볼 만한 대목이다.

'시크빌딩증후군'에 대한 가장 효율적인 대책은 환기를 자주 시켜 실내공기 중의 포름알데히드를 포함한 화학물질의 농도를 낮추는 것이다. 실내환기를 위해 30분, 1시간 정도의 긴 시간이 필요한 것이 아니라 5~10분으로도 충분하며 잦은 환기가 훨씬 도움이 된다.

이상덕 이비인후과 전문의
2003. 2.11 동아

▶ 어떤 숯을 어떻게 놓을 것인가

주거오염 원흉인 화학물질의 흡착을 위해서는 상당한 양의 숯을 놓아야 할 것이며, 또한 화학물질의 방출은 적어도 5년 이상이나 지속되므로 일정기간이 경과하면 숯을 손질해서 교체하여야 한다.

숯이 가진 습기제거, 냄새제거, 암모니아 흡착 등의 기능은 저온 숯도 기능이 있지만 주거공간에 비치하는 숯은 포름알데히드도 흡착한다는 고온 숯인 백탄을 놓는 것이 기본이라 할 수 있다.

고온 숯을 놓으면 음이온을 증가시켜서 양이온을 중화할 수 있기 때문이기도 하다.

평균 건물 한 평당 1kg이상를 기준으로 하여 습기와 냄새가 많은 싱크대 밑, 화장실, 가전제품, 신발장, 옷장, 거실, 침대 밑, 냉장고 속, 침실, 학생방, 다용도실, 화분이 많은 베란다, 세탁기 등 너절한 곳이 많은 뒷 베란다 등에 숯을 놓는다. 이렇게 꼼꼼히 챙기다보면 사실 평당 1kg도 부족한 것이다.

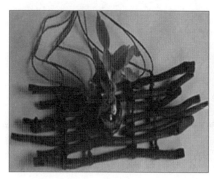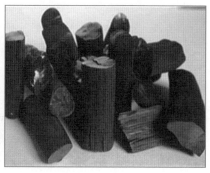

숯은 기준보다 많이 놓게 되면 바퀴벌레가 우선 나오지 않는다. 알레르기가 없어지고, 고층아파트에 키우기 힘든 화분이나 난(蘭)

종류도 잘 자라고, 전체적으로 화분이 싱싱하게 자란다. 숯이 좋다고만 듣고 숯덩어리 몇 개 거실에 놓는 것은 공간에 비해 큰 의미가 없는 것이다.

마루 밑에 공간이 있는 주택에는 마루 밑에 숯을 넣고 또, 신축가옥에는 숯을 대지에 매설하므로 영구적인 건강주택을 만들 수 있는 것이다.

앞에서 설명한 화학물질흡착에 대해서 500g의 숯을 사용해서 측정할 경우 1㎥속에 4ppm의 포름알데히드농도가 1시간에 1ppm까지 저하되었다는 실험결과는 있지만 시크하우스(Sick House)의 문제는 의학적으로 아직 해명되지 않은 부분이 있고 또 건축내장재도 여러 화학재료가 혼합되어 있기 때문에 단순히 숯만 놓으면 전부 개선된다는 표현은 적절치 않을 것이나 확실히 정화된 주거를 만드는데 일조하게 되는 것은 사실이다.

비장탄의 건축자재로서의
숯활용

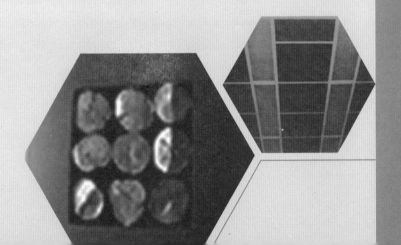

8. 비장탄의 건축자재로서의 숯활용

건축자재가 건강한 주거생활에 위협을 주는 건자재로 인식되어 심각한 사회적 문제가 되고 있다. 생산하기 편리하고 외양이 좋고 값도 싸게 대량생산 할 수 있는 화학제품건자재에 의존하다 보니 유해한 화학물질이 오랜 기간 방출되고 주택이 고기밀성 구조가 되니 주거가 원인이 되는 질병이 생기게 된 지경에 이르게 된 것이다.

어떻게 하면 환경친화적 소재를 사용하여 건강주택을 지을까 하는 노력이 계속되고 있다.

그 한 방법으로서 천연소재로서의 다양한 효능을 가진 숯이 건축에 활용할 수 있음이 밝혀짐으로서 건자재개발에 폭넓게 이용되고 있다.

활용의 사례를 보면 벽체공사시 시멘트재료와 숯가루를 배합하여 시멘트 독을 감소시키는 벽체공사 활용법을 비롯하여 천정제, 숯벽지, 숯초배지, 숯장판, 숯배합바닥재, 숯페인트, 숯배합몰탈공사, 마루바닥조습용숯깔기 등 건축자재전반에 활용되고 있다.

유해화학물질의 방출이 없는 건강주택을 만들려는 노력이 계속되는 한 숯의 수요는 날로 증가할 것이다.

21세기는 주거의 개념이 건강주택으로 이미 가고 있다. 앞서가는 주택사업자들은 아파트의 분양광고에서부터 유해화학물질의 방출이 없는 건자재사용을 선전하기 시작했고 정부도 다중이용시설관리규정을 입법화하여 유해화학물질방출을 관리 감독하게 되었다.

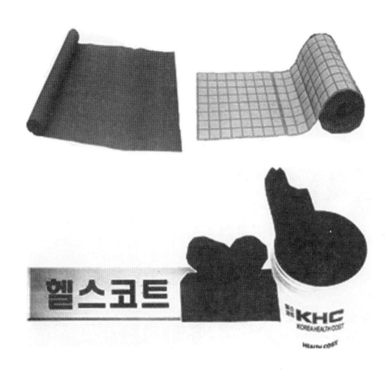

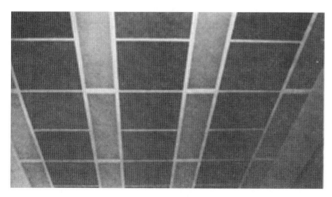

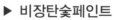
▶ 비장탄숯페인트

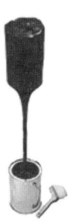

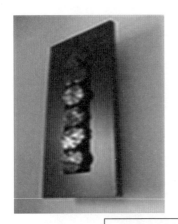
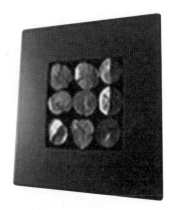

消臭, 脱臭效果가 탁월한
싸이언스보드(Science Board)

가공에서 성형까지 천연의
소재 실물을 사용

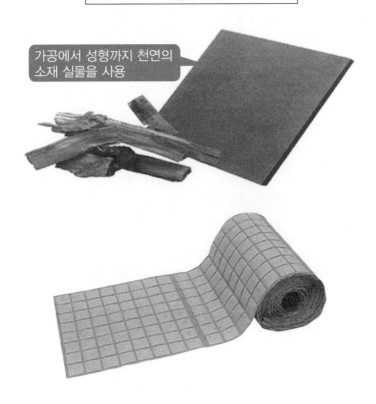

비장탄으로 세제 없는 숯세탁

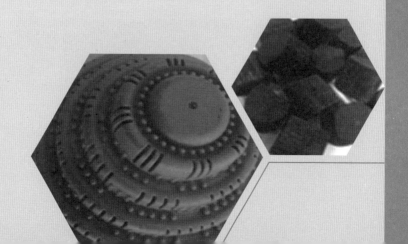

9. 비장탄으로 세제 없는 숯세탁
(상식의 반란. 검은 숯이 뽀얀빨래를 한다)

검정 숯 덩어리를 세탁물에 넣고 세탁을 한다니 의아해 할지 모르지만 실제로 해 보면 세제를 넣지 않고도 하얗고 깨끗한 세탁이 되는 것을 알 수 있을 것이다.

이것은 잘 실천하면 주부의 작은 정성이 지구를 수질오염으로부터 구하는 선행이 될 것이다.

먼저 검정물이 나오지 않게 잘 씻어진 돌같이 단단한 「비장탄숯 2개」를 발포 스티로폴 2개와 함께 망주머니에 넣어서 입구를 묶고 세탁기에 넣은 다음 소금 1~2 숟갈을 세탁물과 함께 넣어서 세탁하면 의외로 새로운 체험을 하게 될 것이다.

헹굼은 1회로 마치되 숯을 넣은 채로 헹구고 탈수한 후에 세탁이 끝난 세탁볼을 그늘진 곳에서 말리면 좋다. 발포 스티로폴을 망속에 넣는 것은 세탁물의 위에 뜨게 하기 위한 것이다.

일상적, 표편적인 세탁을 깨끗이 세탁되지만 세제나 비누로도 잘 빠지지 않는 심하게 찌든 셔츠의 목의 때나 양말, 소매 끝의 때는 세탁 후 그 부분만 비누로 빨면 된다. 세탁물을 좀 부드럽게 하려면 식초를 한 숟갈 넣으면 효과적이다

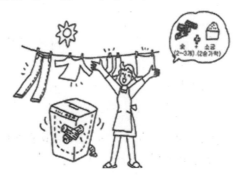

그러나 반드시 유의해야 할 것은 숯불구이 집에서 사용하는 저온 숯을 사용하면 안 된다는 것이다. 반드시 단단한 비장탄을 사용하여야 한다.

왜냐하면 사용중에 부스러져서는 않되기 때문이다.

여기서 여러분들은 숯과 소금을 넣고 세탁하면 어떻게 때가 빠질까 하는 의심이 생길 것이다.

숯을 물에 넣으면 물의 분자집단(그라스다)이 작아지고 물이 활성화되어 의류의 섬유조직에 물의 침투가 잘되게 한다.

그리고 숯과 소금의 알칼리성분이 때의 지방성분을 분해하여 오염을 떨구어 주는 역할을 하기 때문에 세탁력이 생기는 것이다.

그리고 소금에는 표백 및 살균효과가 있다. 흰 세탁이 될 것인지 걱정이 앞선다면 그 걱정은 접어두고 검탄, 백탄, 또는 비장탄인가를 먼저 확인해 보는 것이 중요하다. 고온에 구워낸 비장탄숯은 많은 세탁경험을 통해 확인된 숯이기 때문이다.

소금의 종류는 천연 미네랄이 함유된 것이 좋으며 세탁기가 소금으로 입는 피해는 세탁기내의 세탁물 속에 소금의 농도가 0.01%정도이기 때문에 별 문제가 없다. 계속 세탁할 경우에 비장탄은 6개월간 사용할 수 있으며 2세트를 건조시키면서 교대로 사용하면 편리하다.

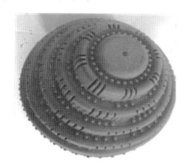 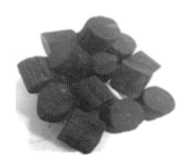

천연가습기용숯
비장탄

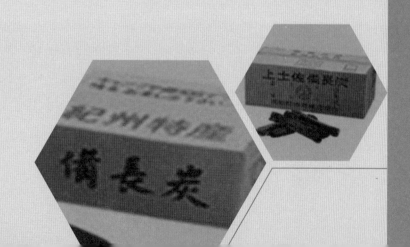

10. 천연가습기용숯 비장탄

1) 지금 가습기용 소독제의 독성이 어린이들을 사망하게 하고 있어 사회적으로 큰 문제가 되고 있다.

이는 가습기용기 내의 물의 오염을 방지하기 위하여 안전성이 보장되지 않는 소독제를 사용함으로서 문제가 된 것이다.

그러나 천연가습기용 비장탄숯을 이용한 기습기를 만들어 사용하게 되면 전혀 이런 걱정은 자연히 없어지고 자주 용기의 세척이나 물을 자주 갈아줄 필요가 없게 된다.

다음과 같은 다용도 비장탄숯을 활용하면 가습기능은 물론이고 공기정화, 제습, 탈취효과도 불 수가 있다.

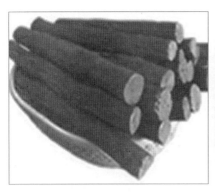 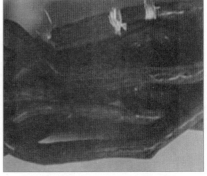

2) 다용도 비장탄숯의 사계절활용

① 다용도 비장탄숯은 옹기로 된 독의 뚜껑 등에 비장탄을 넣고 물을 부어 숯이 2/3정도 잠기게 하여 놓아두면 자연가습기능을 발휘하게 된다.

② 습기가 많은 여름 장마철에는 숯의 습기흡착력을 이용하여

제습용으로도 쓴다.

③ 실내의 각종 화학물질냄새(가구, 벽지, 시멘트, 페인트 등 도료, 접착제, 비닐제품, 의류 등이 방출하는 냄새), 주방의 조리냄새, 장마철의 곰팡이냄새 등 탈취용으로 놓아 두면 더욱 효과적이다.

④ 사계절 공기정화용으로 놓아 두어도 효과적이다.

⑤ 세척하고 끓인 후 건조한 숯은 정수, 취사, 음식물에 넣는 식품용 숯이 된다.

3) 숯손질 및 사용방법 :

1. 숯을 흐르는 물에 세제를 사용하지 않고 수세미로 씻어 5분간 끓인 후 건조해서 사용하면 된다.
2. 이렇게 건조한 숯은 손에 검정이 잘 묻지 않으며 일반숯과는 달리 절대 깨어지는 일은 없다.
3. 옹기 뚜껑 등 장식성 수반에 숯을 넣고 물을 숯량의 2/3정도만 부어서 숯이 물에 잠기게 한다.
4. 오래도록 사용하면 흰재가 베어 나오는데 이럴 때에는 수세미로 물에 씻어 버리면 된다.
5. 사용기간은 반영구적으로 사용할 수 있다.
6. 사용이 필요치 않을 경우에는 옷장이나 냉장고 탈취용 또는 제습용으로 쓰면 되고 버려야 할 경우에는 잘게 깨어서 화분에 넣어 주면 화분식물이 잘 자라게 된다.

4) 가습기용 비장탄(숯)의 특징 :

1. 세계적인 고품질 백탄(숯)
2. 약1,300℃이상의 고온숯으로 불순물이 남아 있지 않다.
3. 세계최고의 고경도 숯이라 부딪치면 금속음이 난다.

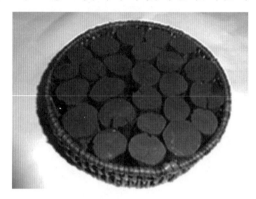

4. 일명 검은 다이아몬드(숯)
5. 무수한 구멍체가 발달되어 유해한 공기와 물의 정화력이 강하다.
 6. 사용 중 부서지지 않는다.
7. 가습기용 비장탄은 물에 담겨져 있어도 숯의 수질정화력에 의하여 물이 오염되지 않는다.
    그래서 가습기 소독제가 필요없는 것이다.
    단, 5일 마다 물만 바꿔 주면 물에 대한 걱정은 없게 된다.

심령을 울리는
비장탄 풍경(風磬)

(고요히 스치는 풍령소리가 마음을 치유하네)

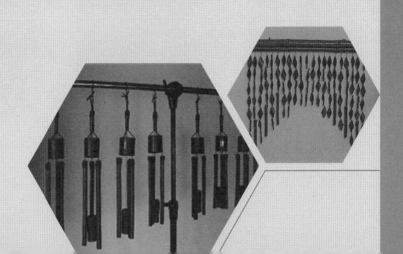

11. 심령을 울리는 비장탄 풍경(風磬)
(고요히 스치는 풍령소리가 마음을 치유하네)

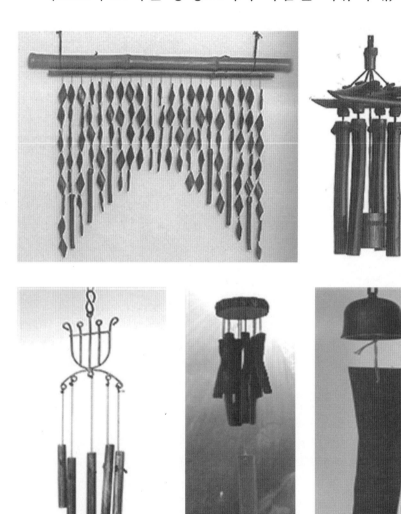

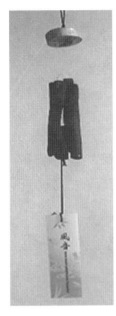

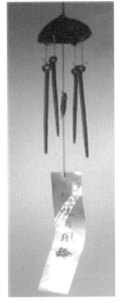

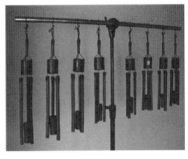

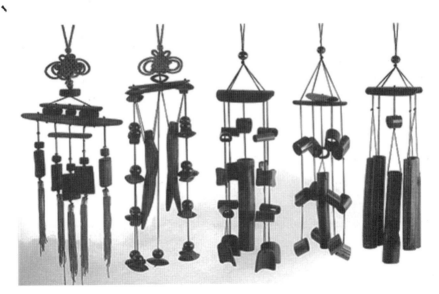

만능으로 쓰여지는
다용도 비장탄

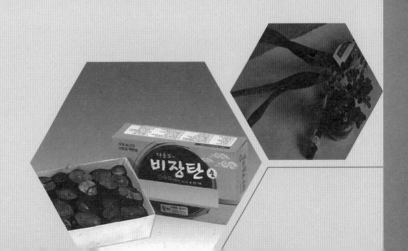

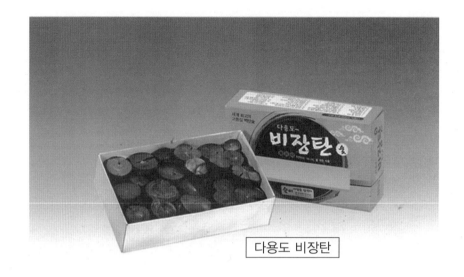

다용도 비장탄

1. 다용도 비장탄의 용도 :

① 마시는 물 정수
② 장감들때
③ 김장 담글 때
④ 국물김치담글 때
⑤ 밥 지을 때
⑥ 차물끓일 때
⑦ 탕약 끓이는 물에
⑧ 수족관 물정수에
⑨ 모든 음식물의 잡냄새를없앨 때
⑩ 튀김을 아삭아삭 기름산화 방지에
⑪ 먹고 남은 밥 산화방지에
⑫ 야채박스, 야채 신선도 유지에
⑬ 과일 야채의 농약제거에
⑭ 담아 온 약수터 물의 변질방지에
⑮ 과자 김 건조재료
⑯ 야채 떫은 맛 제거에
⑰ 휴대용 물통에 넣어 깨끗한 물 만들기

⑱ 냉장고 냄새 제거에

⑲ 꽃병에 넣어 생화가 오래가게

⑳ 목욕물에 넣어 숯 목욕

㉑ 면도기 칫솔 받침에(항균효과)

㉒ 식품의 장기 배송시 산화방지제로 넣기

㉓ 실내 공기정화용으로 놓기

㉔ 수반이나 그릇에 물을 넣어 숯천연가습기로 사용

㉕ 숯부작을 만들 때

㉖ 전자파 피해 방지

2. 다용도 비장탄의 특징과 편리성

① 고온백탄숯이라 불순물이 남아 있지 않음

② 고경도의 단단한 숯으로 잘 부스러지지 않음.
   (용기의 바닥이나 식품에 묻지 않음)

③ 숯의 다공질 면적이 많아 불순물이나 잡냄새의 흡착력이 우수함.

④ 일정한 규격으로 절단된 숯이라 사용이 편리함.

⑤ 쇠소리가 날 정도로 단단한 숯이라 재사용이 용이함.

⑥ 청결하게 세척된 숯임

⑦ 사용하고 남은 숯은 실내공기정화용, 탈취용, 제습용 그리고 분쇄하여 화분에 넣어 주면 화분식물이 잘 자라게 되는 등 계속 사용할 수 있음.

3. 다용도 비장탄의 사용손질법

먼저 흐르는 물에 씻은 후 끓는 물에 5분정도 끓인 뒤에 건조시킨 후에 사용한다.

(소독 및 숯검정이 잘 묻지 않게 하기 위하여 세제나 비누를 사용하지 않고 씻음)

특히 식품에 넣을 경우에는 반드시 이렇게 숯을 청결하게 하여 사용한다.

물 정수용으로 계속 사용할 시에는 일주일에 한번씩 씻어서 끓여서 건조해서 재사용한다.

마시는 물 정수, 밥 지을 때, 찻물 끓일 때는 3개월마다 교체하여 다른 용도에 재사용한다.

13

숯세탁볼/
숯불뜸

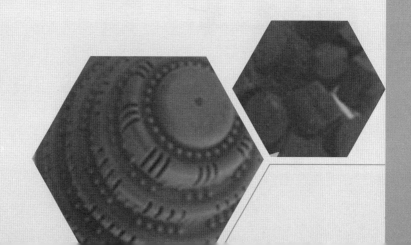

검은 숯으로 흰빨래를 한다 !

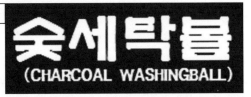

(어린이, 어른의 속옷, 찌든때가 없는 세탁물 전용)

특 징

화학세제없는 숯으로 천연세탁. 세제 잔
유물이 옷에 남아있는 걱정 없음. 헹굼
은 한번으로 OK! 그래서 물과 시간의 절
약.버려지는 세탁한 물도 하천오염이없
음. 세제구입비가 없고, 전기료 절약의
경제적 세탁. 세탁한 의류에 냄새가 없
음. 표백과 제균효과 그리고 색상을 또렷
이 함. 물분자가 작은 세탁으로 유연제가
불필요.

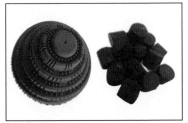

사용법과 주의

① 세탁물 주입시 함께 넣으면 되고 천일염 1숟거락을 넣으면 더욱 세탁효
  과가 좋으며 세탁물을 부드럽게 하려면 식초를 1숟가락 넣습니다.(5Kg
  세탁조 기준)

② 세탁물은 세탁 전에 물에 불려 두었다가 세탁하는 것이 좋은 방법입니다.
③ 세탁이 끝난 세탁볼은 탈수를 한 후에 건조시켜 계속 재사용 한다.(2개로 교대사용하면 효과적임)
④ 세제나 비누로도 잘 빠지지 않는 심한 찌들은 의류는 제외합니다.
⑤ 자주 갈아입는 아기와 어른의 속내의는 최적격입니다.
⑥ 세탁볼은 건조기에 넣지 마십시오.

숯세탁의 원리

세탁기내의 물의 심한 이동과 회전 등 불규칙한 운동으로 세탁수의 엉켜진 물분자를 숯이 작게 하여 세탁수를 활성화 시켜서 세탁수가 의류나 오염사이에 구석구석 침투력을 높인다.
미네랄성분이 때의 지방성분을 분해하여 오염을 떨구어 준다.

이런분은 적격: (자연주의 메니아에 적격)

세제가 옷에 남아 있는 것을 걱정하시는 분.
민감성피부, 어린이, 노약자, 아토피 피부트라블, 화학물질의 피부흡수를 걱정하시는 분, 피부케어에 특히 신경을 쓰시는분, 천연세탁제를 선호하시는 자연주의 마니아.

숯불뜸(炭火灸)

숯불뜸의 개발연구목적과 특징

1. 숯불의 높은 원적외선의 방사를 뜸으로서 효과를 이용한 연구개발.
   (숯의 약93%정도의 원적외선이 인체 깊숙이 침투력이 있어 원적외선의
   치료적인 효과를 얻을 수 있는 점)

2. 숯의 원적외선의 파장은 인체의 약40mm까지 침투력이 있어 인체의 분자
   단위(세포단위)까지 침투해 진동을 주어 열에너지를 발생시켜 말초모세혈
   관의 확장으로 혈액순환을 촉진시키는 효과를 내기 때문에 생체조직의 세
   포에서 보내지는 노폐물(통증의 원인물질) 등 독소를 배설시키고 영양소와
   산소를 운반하게 한다.

3. 숯의 음이온의 발생으로 통증부위의 완화적인 효과를 주게 한다.

4. 배꼽에 뜨는 뜸이 숯불의 인체 깊숙이 온열침투와 숯불의 온열지속력이 길
   어서 등부위까지 따뜻하게 한다.

5. 뜸을 시행중에 연기가 전혀 없기 때문에 쑥뜸과 같이 장기간 실내에서 뜸
   을 뜨는 경우에 찌든 쑥냄새가 실내에 침착되어 불쾌감이 있어 지속이 불
   가능한 현상은 생기지 않는다.

6. 간접뜸의 방식이라 시행 중에 화상을 입을 우려가 없다.

7. 숯의 원적외선을 응용한 치료적인 효과를 내는 숯불을 이용한 뜸은 세계
   최초의 연구개발이다.

8. 숯불뜸을 1회 시행하는 숯불의 온열지속은 1시간이상이고 온도차가 심하
   지 않아서 일정한 온도의 뜸의 시행이 가능하다.

9. 원래 숯은 유해물질의 흡착과 정화력이 있어서 통증부위의 정화력이 있는
   것이다.

10. 신체의 어떠한 부위라도 벨트에 끼워서 사용하면 뜸을 뜰 수 있다.

뜸숯의 기술적인 과제

뜸으로 사용되어지는 숯은 일반적인 통숯에 바로 불을 붙이는 방법이 아니며 그렇게 하면 불이 바로 꺼지기 때문에 고온에 구운 숯을 분쇄하고 미세분말화하여 성형숯을 만들어 뜸불로 연소시에 지속성이 일정 시간동안 타주어야 하고 중도에 꺼지 않아야 하며 그리고 연소 중에 성형된 형태가 부스러지지 않으면서 불똥이 튀지 않게 만들어야 한다.
위의 조건을 충족할 수 있도록 크기와 형태를 갖추어야 함으로 타블렛 형태로 개발하였다.

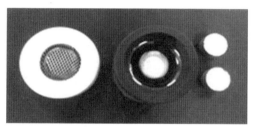

주의사항

1. 지정된 숯태블릿(Charcoal Tablet)을 실외에서 착화시켜서 1분간 불이 붙도록 두었다가 온기구에 넣어서 들어와 시행한다.
2. 숯에 착화시키는 기구는 부르스타나 가정의 가스불로 붙이거나 원타치 가스총으로 착화시키면 된다.
3. 뜸이 끝난 숯은 반드시 소화가 다 되었는지를 확인하고 버릴 때는 도자기로 된 용기에 넣어서 두껑을 닫아 둔다. 꺼진것 같은 숯에 남은 불이 있는 경우가 많기 때문이다.
4. 뜸사용 중에는 좀 뜨거워서 참기 힘들면 수건을 깔아주고 하게 되면 온열조정이 된다. 그래도 뜨거우면 손수건을 두껍으로 하면 된다.
5. 숯의 보관은 습기가 없는 곳에 보관하고 어린이의 손이 닿지 않는 곳에 보관해야 한다.

14

한국목탄연구소의
특허지적재산권 등

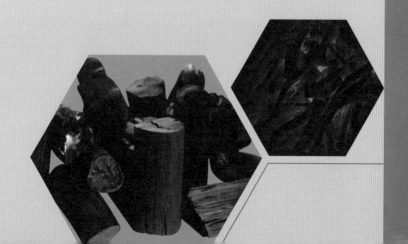

한국목탄연구소의 특허지적재산권

- 비장탄(備長炭) 상표등록(특허청)
  (등록제40-0447958호)

- 숯을 사용한 납골함 및 그 제조방법
  (발명특허제10-0980472호)

- 온열 및 찜질작용이 상승되는 습포제
  (실용신안특허등록 제0268867호)

- 비장탄을 이용한 침대 :
  (발명특허출원)

- 비장탄의료기 :
  (상표등록출원)

- 숯을 이용한 죄훈제 및 이를 이용한 좌훈장치 :
  (발명특허출원 숯불좌훈)

- 비장탄의료기 :삼성서울병원 BMCC에 의한 의료기의 의과학적효과
                                            컨설팅 받음.

한국목탄연구소 「조합자극기의 의과학적 기능 관련 논문 조사」를 목적으로 하는 기술연구자문보고서

(팀장)황지혜[1], 권정이[1], 정경준[1], 이우용[2,5], 송상용[3,5], 빙사익[4,5]

성균관대학교 의과대학 삼성서울병원 [1]재활의학과, [2]소화기외과, [3]병리과, [4]성형외과, [5]바이오-의료커넥트센터

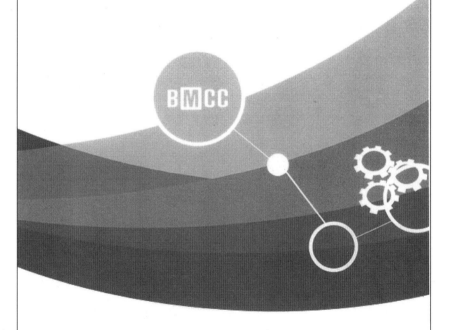

※ 본 기술연구자문은 지식경제부 산업원천기술개발과제의 연구비로 수행 됨.
(과제명: 의료-바이오 커넥트 컨설팅 플랫폼 연구, Code NO. 10033760)

빙사익, 성균관대학교 의과대학 삼성서울병원 성형외과
바이오-의료커넥트센터, 서울특별시 강남구 일원로 81 삼성서울병원
E-mail. info@bmcc.or.kr Homepage. http://www.bmcc.or.kr

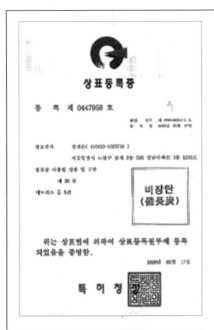

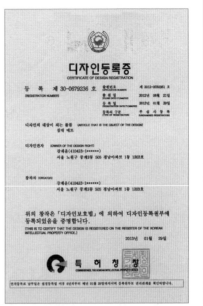

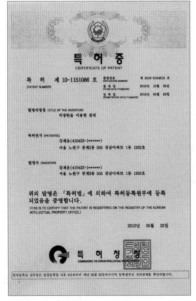

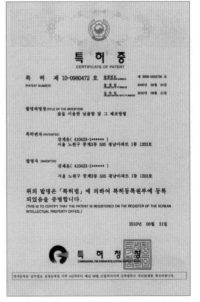

한국목탄연구소의 방송활동

- 2002년 6월: MBC 전문가 따라잡기
- 2005년 1월20일: KBS 여기는 정보센터
- 2005년 1월25일: 마산MBC 건강한 아침(건강책 읽기)
- 2005년 2월 1일: 마산MBC 건강한 아침(건강책 읽기)
- 2005년 2월 8일: CBS 뉴스메가진 오늘: 황토 VS 숯(설특집 한국식웰빙)
- 2005년 5월19일: KBS뉴스타임
- 2006년10월 1일: SBS 맛대맛(숯불맛)
- 2006년 3월15일: KBS 건강테크
- 2007년 4월12일: KBS 무엇이든 물어 보세요
- 2009년 3월12일: SBS 아이디어 하우머치(스피드 숯불지피기)
- 2009년 5월 9일: MBC 숯불의 참맛(경제메가진)
- 2011년 12월 26일: JTBC 세남자의 저녁
- 2012년 5월 20일: JTBC 미각 스캔들
- 2013년 1월 9일: MBN 생활의 재발견
- 2013년 2월 25일: MBN 소비자 파일
- 2013년 8월 28일: KBS 생생정보통
- 2013년12월 17일: A체널 갈데까지 가보자
- 2014년 7월 8일: KBS 생생정보통

이후 산업체, 방송 및 각종매체 기고 산업체강연·자문 활동 중

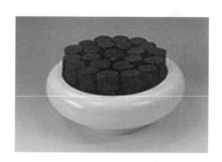

비장탄의 활용세계

1판 1쇄 인쇄 2014년 12월 25일
1쇄 발행   2014년 12월 30일
지은이 —— 강 재 윤
펴낸이 —— 김 용 성
펴낸곳 —— 지성문화사
서울특별시 동대문구 신설동 117-8 예일빌딩 201호
전화번호 : 02)2236-0654, 2233-5554
팩시밀리 : 02)2236-0655
등록번호 : 제5-19호(1976.10.21)
등록일자 : 2011년   월   일
ISBN 978-89-7575-387-9
값 15,000원

15

비장탄(숯)의
실물제품들

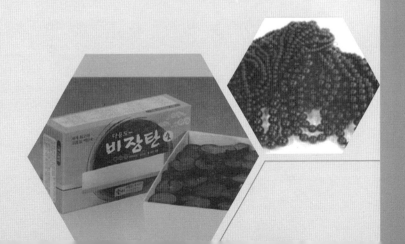

15. 세계최고의 고품질백탄
검은 다이아몬드
비장탄(炭)의 실물제품들

[팔지]

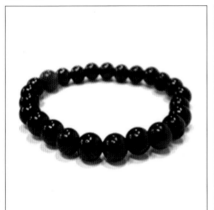

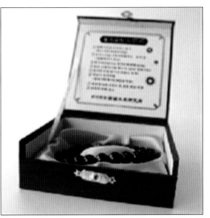

[심장안정목걸이]

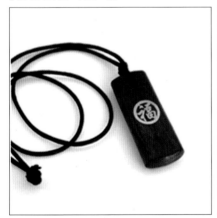

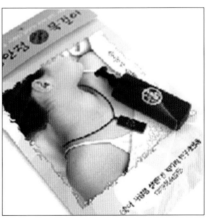

가슴의 전중(膻中)에 닿게 착용)
(길이5.5cm x 두께1cm)

[목걸이(#9-1) 유럽수출용]

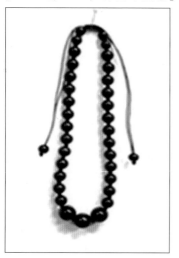

[실물숯 비즈(圓珠)
6mm,8mm,10mm,12mm,15mm)

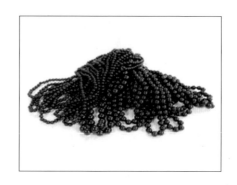

[#9-1]
(20mm 1개 + 15mm 2개 + 12mm 20개
10mm 4개 + 8mm 2개)

[H.P고리]
[비장탄실물 단면가공]

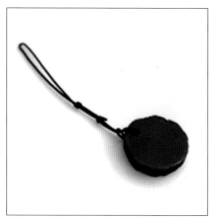

[마크부착은 별도 주문]

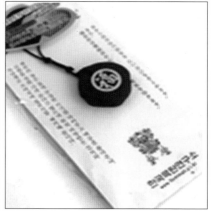

[다용도 비장탄]

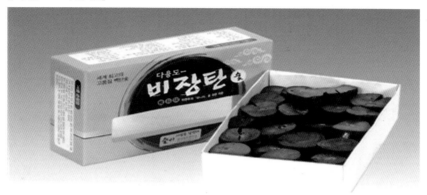

(3~4cm높이 450g이상)
(용도 측면표시)
(26가지 용도사용)

[삼초찜질의료기]
(삼성서울병원 컨설팅제품)
(전기자기장+온열찜질+비장탄숯)
(100cm x 50cm 덮개카바)

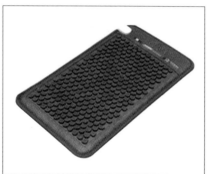

[비장탄실물매트1인용의료기]
(삼성서울병원 컨설팅제품)
(전기자기장+온열찜질+비장탄숯)
(190cm x 85cm)

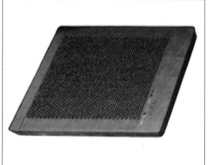

[숯매트용원전탄(圓錢炭)]
비장탄실물 단면숯

(6mm x 3cm전후)

[숯바이오패치]

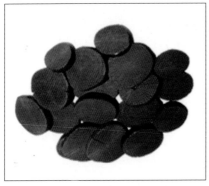

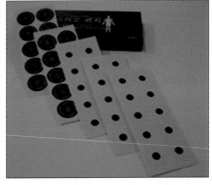

(200개들이 1박스)

[비장탄칫솔](발명특허:제0352452)

[숯구들장찜질(할매손)]

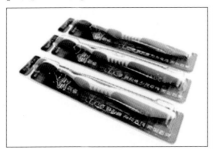

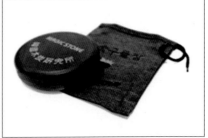

[세계최초의 숯불뜸용 숯 : 숯불뜸(炭火灸)]

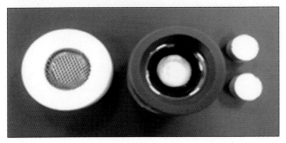

장식과 인테리어(Interior)활용 :

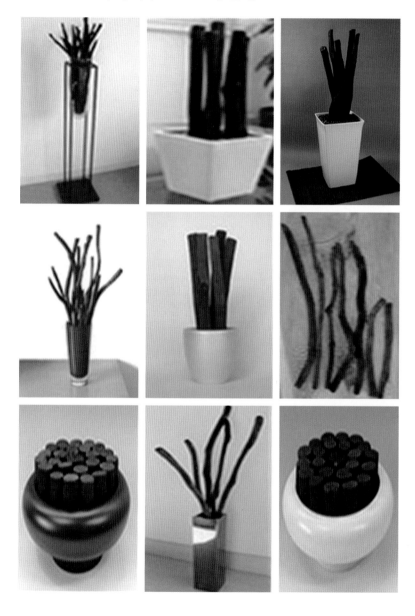

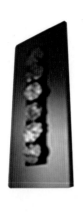
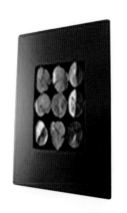
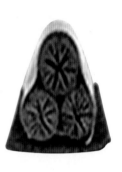
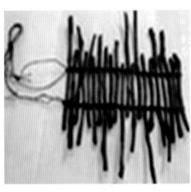
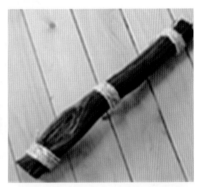
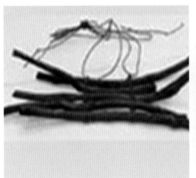
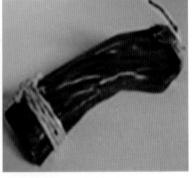

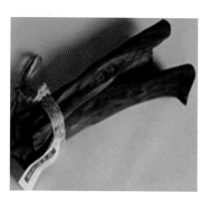 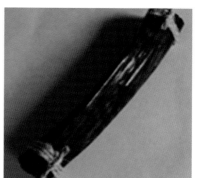

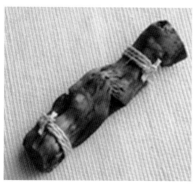 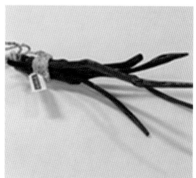

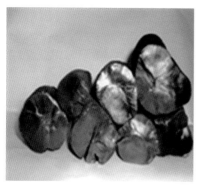 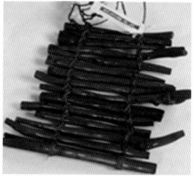

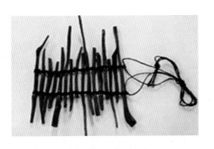 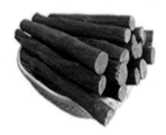

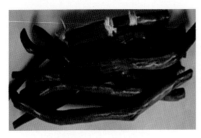 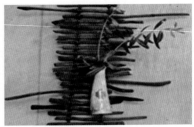

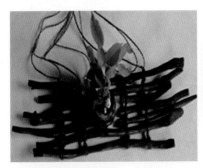 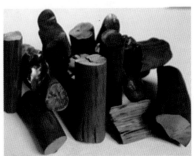

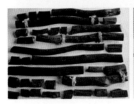 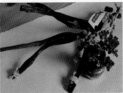 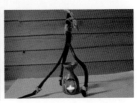

세계적 비장탄 공예작품공방 "掌"의 예술작품들 :

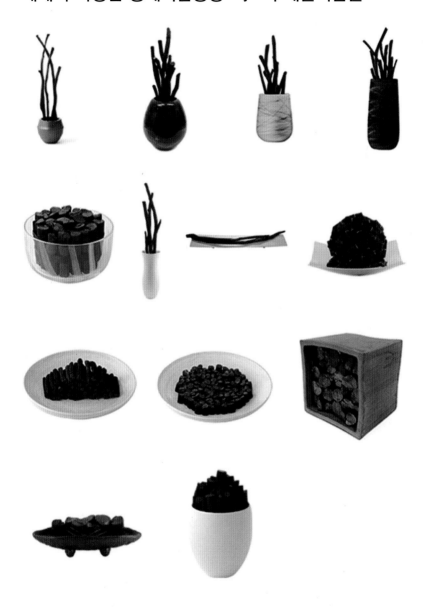

비장탄을 활용하여 생산된 제품들

1) 실물비장탄침대 :

   ① 비장탄판 위에 대나무판을 올린 침대

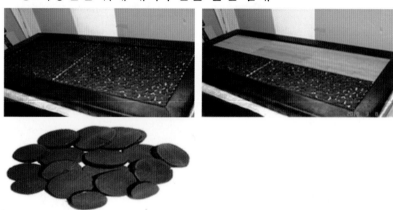

   ② 과립실물비장탄이 든 침대와 침대상판매트 :

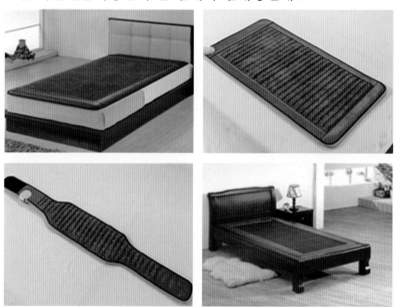

2) 비장탄이 든 칫솔

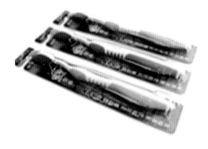
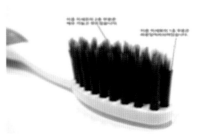

3) 비장탄 찜질기(매직스톤)

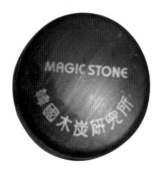
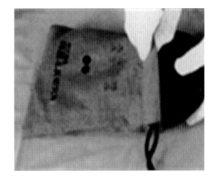

4) 숯봉안함(奉安函)

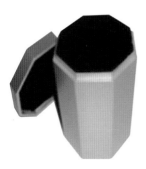
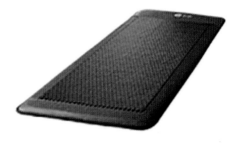

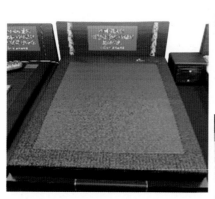

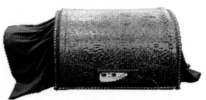

[비장탄 돔]

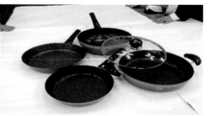

[비장탄매트]

[비장탄 펜들]

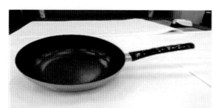

[비장탄 펜-1]

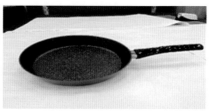

[비장탄 펜-2]

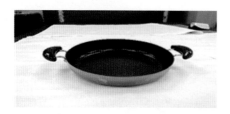

[비장탄 펜-3]